D. Tirpitz (Hrsg.)

Therapie mit hyperbarem Sauerstoff (HBO) in der Traumatologie und Notfallmedizin

Springer

Berlin
Heidelberg
New York
Barcelona
Budapest
Hong Kong
London
Mailand
Paris
Santa Clara
Singapur
Tokyo

Therapie mit hyperbarem Sauerstoff (HBO) in der Traumatologie und Notfallmedizin

D. Tirpitz (Hrsg.)

Symposium
„20 Jahre
hyperbare Medizin"
St.-Joseph-Hospital
Duisburg 1993

Mit 27 Abbildungen
und 4 Tabellen

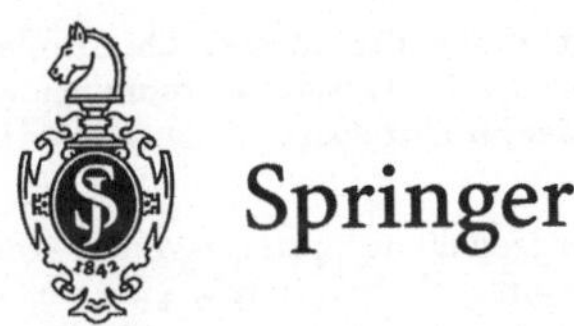

Springer

Dr. med. Dietmar Tirpitz
St. Joseph-Hospital Laar
Chirurgische Abteilung I
und Zentrum für hyperbare Medizin
Ahrstraße 100, 47139 Duisburg

ISBN-13:978-3-540-58910-5   e-ISBN-13:978-3-642-79546-6
DOI: 10.1007/978-3-642-79546-6

Die Deutsche Bibliothek – CIP-Einheitsaufnahme
Hyperbare Sauerstoffbehandlung in der Traumatologie und Notfallmedizin / Symposium
„20 Jahre hyperbare Medizin", St.-Joseph-Hospital Duisburg 1993. D. Tirpitz (Hrsg.) – Berlin;
Heidelberg; New York; Barcelona; Budapest; Hong Kong; London; Mailand; Paris; Tokyo:
Springer, 1995
ISBN-13:978-3-540-58910-5
NE: Tirpitz, Dietmar [Hrsg.]; Symposium 20 Jahre Hyperbare Medizin <1993, Duisburg>

Umschlaggestaltung: Springer-Verlag, Production & Design
SPIN 10491813   19/3133–5 4 3 2 1 0 – Gedruckt auf säurefreiem Papier

Vorwort

Warum heute hyperbare Oxygenation? Gibt es neue Erkenntnisse?
Nein. Die hyperbare Oxygenation (HBO) gilt weiterhin weltweit
in der klinischen Anwendung als anerkannte Therapie. Es gibt in
allen Kontinenten medizinische Gesellschaften, die sich seriös mit
der klinischen Anwendung der HBO befassen und Indikation po-
stulieren. Die Undersea and Hyperbaric Medical Society (UHMS)
in den USA ist hier federführend, indem regelmäßig Indikations-
listen erstellt werden, die wissenschaftlich belegt sind und eine
Kosten-Nutzen-Relation erstellen. Diese Indikationsliste in ihrer
Aktualität ist Grundlage vieler anderer Gesellschaften (s. Abbil-
dung auf nachfolgender Seite), so auch des European Comittee of
Hyperbaric Medicine (ECHM) und der deutschsprachigen Gesellschaft für Tauch- und Überdruckmedizin (GTÜM), die heute auf
ein 10jähriges Bestehen zurückblicken kann.

Auch in der GTÜM hat ihr Ausschuß für HBO eine aktualisierte
Indikationsliste zur HBO auf der Grundlage der UHMS-Liste er-
arbeitet (s. unten). Fast alle in Deutschland mit der HBO befaßten
Fachleute haben ihr Indikationsgebiet fachlich fundiert bearbeitet.
Gerade weil die HBO lange Jahre in zweifelhaftem Ruf stand und
ihr selbst in den USA nachgesagt wird, eine Therapie zu sein, die
ihre Diagnosen sucht, tut es not, fundierte wissenschaftliche Arbeit
zu leisten. Letzmals vor 20 Jahren wurde ein Symposiumsband
über HBO in Deutschland von Frau Prof. Podlesch (Düsseldorf)
herausgegeben.

Heute sollen die Indikationen in der Traumatologie und Notfallmedizin den Stellenwert der HBO belegen. Die Referenten aus
dem deutschsprachigen europäischen Raum beweisen in ihren Arbeiten, daß die HBO hier ihren unbestrittenen Indikationsbereich
hat.

Duisburg, im Dezember 1994   D. Tirpitz

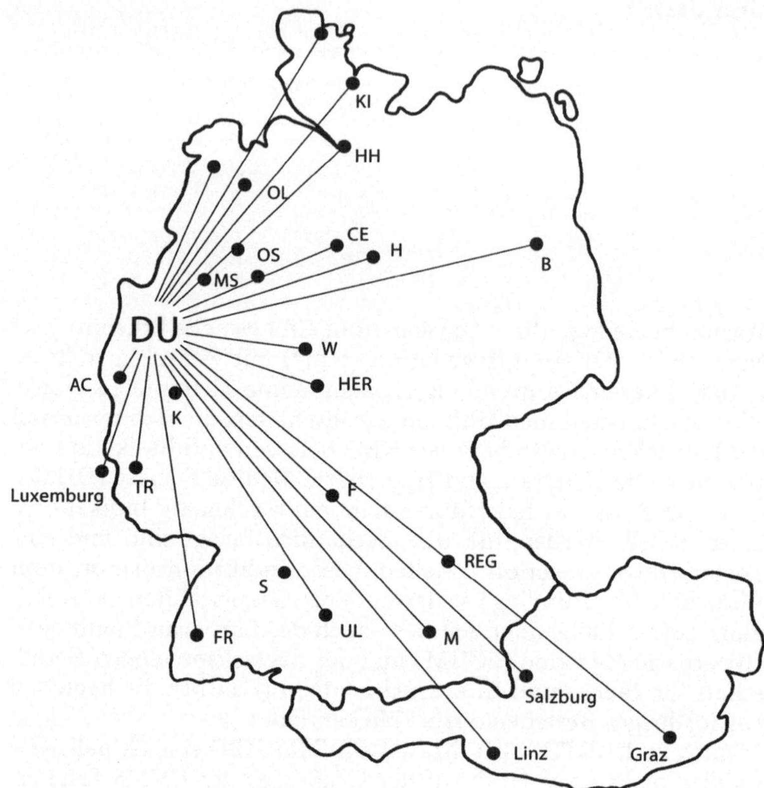

Einzugsbereich des Zentrums für hyperbare Medizin, St.-Joseph-Hospital Laar, Duisburg, 1973–1993

Indikationen zur HBO-Therapie

**Vorschlag der deutschprachigen Gesellschaft
für Tauch- und Überdruckmedizin e.V. (GTÜM) 1994**

Indikationsgruppen

Gruppe A
- Luft-/Gasembolie
- Dekompressionskrankheiten
- Kohlenmonoxid-/Rauchgasvergiftung (evtl. KCN-Vergiftung)

Gruppe B
- Gasbrand (klostridiale Myonekrose)
- nekrotisierende Weichteilentzündung
- ausgedehnte und/oder tiefgehende Weichteilschäden mit drohendem Gewebsuntergang
- Problemwunden (mit schlechter Heilungstendenz)
- gefährdete Haut- oder Weichteiltransplantate

Gruppe C
- Traumatische hirnorganische Durchblutungsstörungen
- intrakranielle Hirnabszesse
- akute und/oder chronische Innenohrstörungen
- chronische periphere arterielle Verschlußkrankheit ohne Operationsindikation

Gruppe D
- Verbrennung/Verbrennungskrankheit
- Osteoradionekrose, Weichteilradionekrose
- Therapie-refraktäre Osteomyelitis

Inhaltsverzeichnis

Verzeichnis der erstgenannten Autoren

BAKKER, D., Prof.
Academisch ziekenhuis buy de universiteit
Amsterdam, academisch-medisch centrum,
Meibergdreef 9, NL-1105 Amsterdam zuidoost

FREY, G., Dr.
Institut für Anästhesiologie und Intensivmedizin,
Bundeswehrkrankenhaus Ulm,
Oberer Eselsberg 40, D-89081 Ulm

FRIEHS, G., Prof.
Departement Thorax- und hyperbare Chirurgie
der Universität Graz,
Landeskrankenhaus, A-8036 Graz

LIPSKI, S., Dr.
Allgemeines Krankenhaus Hamburg-Harburg,
Eißendorfer Pferdeweg 52, D-21075 Hamburg-Harburg

PILGRAMM, M., Priv.-Doz. Dr.
HNO-Abteilung des Bundeswehrkrankenhauses Detmold,
Heldmannstraße 24, D-32756 Detmold

TIRPITZ, D., Dr.
Chirurgische Abteilung und Zentrum für hyperbare Medizin,
St.-Joseph-Hospital Duisburg,
Ahrstraße 100, D-47139 Duisburg

URBAN, R., Prof.
Institut für Rechtsmedizin,
Johann-Gutenberg-Universität Mainz,
Am Pulverturm 3, D-55131 Mainz

VAN LAAK, U., Dr.
Schiffahrtmedizinisches Institut der Marine, Kiel,
Kopperspahler Allee 134, D-24119 Kronshagen

WASSMANN, H., Prof.
Klinik und Poliklinik für Neurochirurgie,
Westfälische Wilhelmsuniversität Münster,
Albert-Schweizer-Straße 32, D-47149 Münster

WIESEN, K., Dr.
Werksärztlicher Dienst der Thyssen AG, Duisburg,
Postfach 110561, D-47166 Duisburg

Hyperbare Oxygenation (HBO): Möglichkeiten und Grenzen. Die Druckkammer in Graz/Österreich

G.B. Friehs, H. Kovac, B. Ratzenhofer-Komenda, W. Beuster,
F.-M. Smolle-Jüttner, K.-H. Neuhold

Allgemeines

Definition: Unter hyperbarer Oxygenation (HBO) versteht man die Zufuhr von Sauerstoff über die Lungen (Maskenatmung oder Intubation) über einen Oxygenator oder direkt auf die Körperoberfläche unter einem Druck, der höher ist, als der Luftdruck auf Meereshöhe: Dadurch ist eine auf andere Art nicht zu erzielende Erhöhung des O_2-Partialdruckes und damit der Gewebeoxygenierung möglich.

Hyperbare Therapie mit anderen Gasgemischen

Bei der hyperbaren Therapie unter Zumischung anderer Gase zum Sauerstoff sind wesentlich höhere Umgebungsdrücke als bei der HBO mit reinem Sauerstoff möglich. Die Gefahr der O_2-Intoxikation wird dabei aufgrund des geringeren O_2-Partialdruckes reduziert. Bei dieser Anwendungsform wird primär die physikalische Volumenreduktion ektopischer Gasansammlungen im Körper (z. B. Luftembolien, intraartikuläres Gas, mediastinales oder subkutanes Emphysem) ausgenutzt.

Physikalisches Prinzip der HBO

Unter normobaren Bedingungen – unter „Normaldruck" – wird der in der Luft enthaltene Sauerstoff vorwiegend an das Hämoglobin gebunden transportiert (ca. 20 ml O_2 dl Blut), welches beim Gesunden zu ca. 97 % gesättigt ist. Die physikalisch im Plasma gelöste O_2-Menge (ca. 0,3 ml O_2 dl Blut) ist dabei von untergeordneter Bedeutung.

Die *Atmung reinen Sauerstoffs unter hyperbaren Bedingungen* – also unter erhöhtem Umgebungsdruck – führt rasch zu einer O_2-Sättigung des Hämoglobins von 100 %. Die Zunahme der Sättigung um 3 % ist allerdings gegenüber dem Atmen atmosphärischer Luft in der Praxis unwesentlich. Im Plasma wird aber mit steigendem Druck des Atemgases vermehrt Sauerstoff physikalisch gelöst. Bei einem Umgebungsdruck von 3 bar (~20 m H_2O) beträgt der physikalisch gelöste O_2-Anteil 6,6 ml/dl Blut. Diese Menge ist der arteriovenösen O_2-Differenz einer erwachsenen Person unter Grundumsatzbedingungen analog.

Daraus resultiert eine Hyperoxyämie und – bedingt durch das erhöhte Diffussionsgefälle zwischen Blut und Gewebe – letztendlich auch in den Zellen [2, 4, 5].

Durch Kompensation verlängerter Diffussionsstrecken können minderdurchblutete Gewebe besser mit Sauerstoff versorgt werden.

HBO erhöht den Diffussionsgradienten Sauerstoff (eine größere Diffussionsstrecke: anstelle von 60 werden 200 µm erreicht.

Pathophysiologie der O_2-Mangelzustände

- Sauerstoff fehlt im Schock nicht nur beim Gasödem,
- Sauerstoff zirkuliert noch im Plasma am korpuskulären „sludge" entlang und daran vorbei,
- Sauerstoff diffundiert gradientenabhängig, hyperbarer Sauerstoff wirkt daher schneller und intensiver.

HBO bei Wundheilungsstörungen

Langdauernde HBO hemmt die Abwehr und schädigt über O_2-Radikale den Gesamtkörper und seine Organe.

Die zyklisch intermittierende Anwendung der HBO hingegen fördert via Hyperoxie die Wundheilung und im Intervall via Hypoxie die Angioneogenese.

HBO bewirkt eine Luxusoxygenierung (oder O_2-Sättigung), zumindest aber eine venöse Kapillaraufsättigung bis in den „magischen Bereich" von pO_2 = 70 mm Hg mit nachfolgender *Bakteriostase* und *Toxindenaturierung* bei den *Anaerobiern*.

Einfluß der HBO auf die Wundheilung:
- Verbesserung der Epithelialisation,
- Beschleunigung der Fibroblastengenese,
- Verbesserung der Neovaskularisation,
- Verbesserung der Kollagenbildung (Winter u. Perrins 1969).

HBO fördert:
- Fibroblastenproduktion und -migration,
- Kollagensynthese,
- Bakteriostase,
- Kapillarisierung.

Die bei der Wundheilung aktivierten Granulozyten und Makrophagen haben von allen Zellen den größten O_2-Verbrauch (Hunt u. Twomey 1967).

HBO bei Hirnabszeß, Schädel-Hirn-Trauma und Hirnödem

Gemeinsam mit der Universitätsklinik für Neurochirurgie haben wir in Graz 3 Fälle er völligen Heilung ohne Operation (mit MR-Bildern) dokumentiert.

Unsere Erfahrung mit Schädel-Hirn-Traumata sind gering; diesbezüglich sei auf Rockswold (1992) und beim ischämischen Insult auf Neubauer (1993) verwiesen.

Die HBO zur Therapie des akuten Hirnödems wurde 1982 von Sukoff untersucht.

HBO bei Ischämie

Bei den peripheren arteriellen Durchblutungsstörungen besteht das „Problem der engen oder fehlenden Röhren" auch für den Transport des hyperbaren Sauerstoffs, daher Kompensation durch Diffussionsgradienten.

Die „klassische" periphere Ischämie erfordert 1,5 ml O_2/min/100 g Muskel (Illingworth 1962; Yephuni 1985).

HBO bei Hauttransplantaten

Normal durchblutete Hautlappen hingegen zeigen eine verbesserte Heilungsrate („skin-flap survival"), wenn Nicotinamid und HBO kombiniert worden sind (Collins 1991). HBO produziert die Wirkung von Sulfonamiden, Aminoglykosiden, vielleicht auch von anderen Antibiotika (Park 1991).

HBO bei aeroben und anaeroben Infekten

HBO ist toxisch für Bakterien, denen Katalase und Superoxiddismutase fehlen.

O_2-Radikale wirken als Bakteriostatika und Bakterizide in biologischen Systemen, z. B. als Prinzip der photodynamischen Wirkung.

HBO ist nicht nur bei Anaerobiern sondern auch bei Infekten mit Aerobiern wirksam: z. B. Staphylococcus aureus und Pseudomonas aeruginose (Irvin 1966).

HBO in der Chirurgie

Diese „Luxus"-O_2-Versorgung des Organismus ermöglicht neben der Durchführung von chirurgischen Eingriffen unter speziellen Indikationen (Tracheobronchialchirurgie beim Kind, Mediastinalchirurgie mit operationsbedingter Herzkompression, Débridement beim Gasbrand), die wegen kurzer Kreislaufstillstände oder Kreislaufreduktionen, schließlich wegen längerer Apnoezeiten („Auffüllung" der beim Menschen spärlichen O_2-Speicher) eine Hyperoxie erfordern [1, 6, 14, 15], eine Reihe konservativer Therapieformen.

Wie jedes Pharmakon hat allerdings auch der Sauerstoff – im Überfluß dem Organismus zugeführt – eine toxische Wirkung; diese ist von der Höhe des O_2-Partialdrucks und der Einwirkungsdauer abhängig [9]; die Prädisposition hierfür ist individuell verschieden. Epileptiforme Krampfanfälle (Paul-Ebert-Effekt) oder pulmonale Dysfunktion mit morphologischem Substrat eines ARDS (Lorraine-Smith-Effekt) gelten als Manifestation. Eine geeignete medikamentöse Prophylaxe der O_2-Vergiftung ist derzeit noch nicht bekannt. O_2-Befeuchtung und prophylaktische intermittierende Luftatmung für die Dauer von Minuten sowie die Vermeidung zu hoher Drücke (maximal 3 ata) schafft problemlos Abhilfe.

O_2-Radikale (wieviele entstehen?) „verbrennen" die Bakterien, aber oxidieren auch das „surfactant" in der Lunge.

Physikalisches Prinzip der hyperbaren Therapie unter Verwendung anderer Gasgemische

Um bei der Anwendung eines höheren Drucks als 3 bar der Toxizität des Sauerstoffs zu entgehen, wird im Bedarfsfall Umgebungsluft als Beatmungsgas des Patienten verwendet, wobei die Hauptkomponente des Gasgemisches dann der zu etwa 78 % enthaltene Stickstoff ist. Der Vorteil liegt in der Anwendbarkeit von Drücken bis zu 6 bar (~50 m H_2O), was bei der Therapie von Gasembolien von Nutzen sein kann.

Intravasale Gasbläschen jeglicher Ursache werden durch Erhöhung des Umgebungsdruckes in ihrem Volumen verkleinert und weiter in die Peripherie ausgeschwemmt und eliminiert; ein Teil des Gases wird wieder physikalisch gelöst. Dadurch wird die Ausdehnung eines – infolge einer Gasembolie – infarzierten Gebietes verringert.

Die Tatsache, daß dabei große Mengen von Stickstoff in den Körpergeweben ebenfalls physikalisch gelöst werden, ist bei dieser Behandlungsform in Kauf zu nehmen. Der bei der Therapie aufgenommene Stickstoff muß über die Atmung eliminiert werden, ohne daß es bei der Dekompression durch zu raschen Abfall des Umgebungsdrucks neuerlich zur Bildung von Gasbläschen kommt. So kann eine regelrecht durchgeführte (Re)kompression eines Patienten mit stufenweiser Dekompression bis zu 38 h dauern.

Im Intervall geatmeter reiner Sauerstoff beschleunigt die Dekompression aufgrund seines „Auswascheffekts" am Stickstoff.

Im allgemeinen wird heute aber der HBO unter Applikation von Sauerstoff bis zu 3 bar gegenüber der Anwendung höherer Drücke unter Luftatmung der Vorzug gegeben.

Technologie der HBO

Als einzige Institution in Österreich steht und in Graz am *Hyperbaren Zentrum der Thoraxchirurgie* nunmehr seit 24 Jahren (1971) die größte Druck-

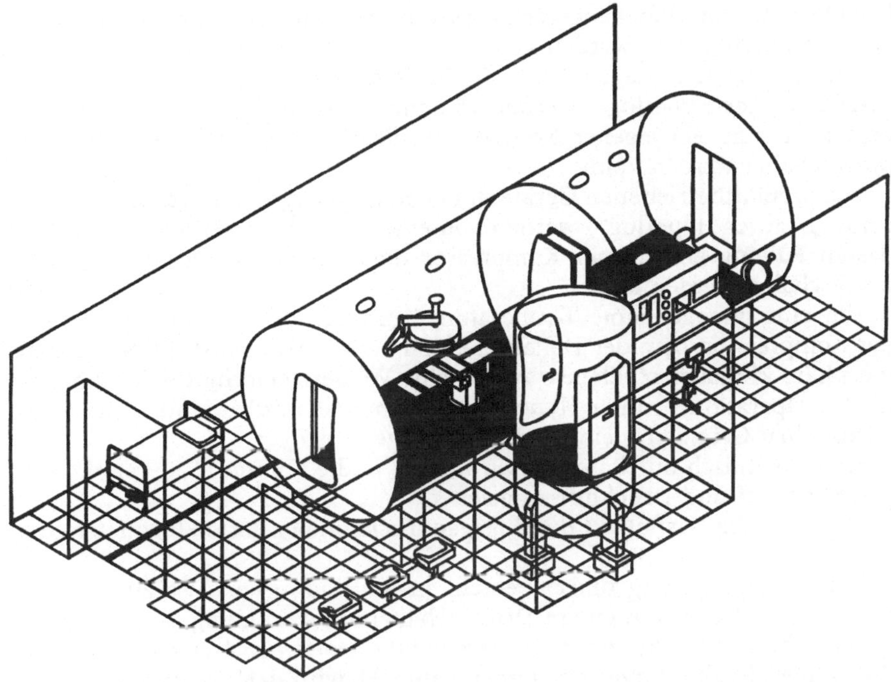

Abb. 1. Schema der Druckkammeranlage: aseptischer OP mit Personenkleinschleuse und septischer OP; dieser dient auch für die konservative Therapie (Intensivpflege)

kammeranlage für operative und konservative Therapie Mitteleuropas als 3-Kammer-System zur Verfügung; die Einrichtung umfaßt einen aseptischen Operationssaal, eine Personenschleuse und einen Intensivbehandlungsraum, der auch als septischer Operationsraum dient (Abb. 1).

Über ausreichend groß dimensionierte Materialschleusen können in bzw. aus *jede(r)* Einheit Instrumentenkassetten, Medikamente und Laborproben ein- und ausgeschleust werden. Alle Räume sind druckmäßig getrennt steuerbar und können bei Bedarf gleichzeitig verwendet werden. Die Größte der Anlage erlaubt es, mehrere Patienten in ihren Betten konservativ unter Druck zu behandeln und gleichzeitig in der angrenzenden Einheit operative Eingriffe durchzuführen. Jede Kammer ist für die andere als fast gleich große Personenschleuse zu benutzen.

Zwei unabhängige voneinander arbeitende Kompressoren können – bei einer Rüstzeit von 47 s – den Maximaldruck von 6 bar in einem Druckkammerraum innerhalb von 8 min erzeugen. Bei Ausfall der Stromversorgung wird die Anlage vom Notstromkreis der Klinik gespeist, so daß jederzeit ein begonnener Eingriff oder eine Behandlung nach dem vorgesehenen Zeitplan beendet und eine tabellengerechte Dekompression bei ausreichender Luft-spülrate durchgeführt werden kann.

Die preftluftbetriebenen Geräte in der Kammer (wie z. B. das Beatmungs-gerät „Draeger-Hyperlog") werden von einem Preßluftreservoir versorgt, zu dessen Füllung ein eigener Kompressor dient, der ebenfalls auf Notstrom umgeschaltet werden kann.

Die preßluftbetriebenen Geräte in der Kammer (wie z. B. das Beatmungs-gerät „Draeger-Hyperlog") werden von einem Preßluftreservoir versorgt, zu dessen Füllung ein eigener Kompressor dient, der ebenfalls auf Notstrom umgeschaltet werden kann.

Um eine unangenehme Temperatursteigerung oder Abkühlung während der Kompression bzw. der Dekompression zu vermeiden, ist die Kammerat-mosphäre klimatisiert. Ebenso wurde eine Wasserzuleitung für Kühlmatten, die bei Operationen unter Hypothermie gebracht werden, und – aus feuer-technischen Gründen – eine Sprinkleranlage integriert.

An medizinisch nutzbaren Gasen werden in die Kammer Sauerstoff, Lach-gas, Stickstoff und Druckluft eingeleitet.

Der jeweilige Gasfluß ist durch gegendruckkompensierte Flowmeter gere-gelt.

Eine Vakuumleitung führt ebenfalls in die Kammern. Zusätzlich steht – bei Bedarf – Helium in einem Druckbehälter zur Verfügung.

Da es bereits bei kurzfristiger Anwendung trockener Atemgase zu Irrita-tionen der oberen Luftwege kommen kann [6], wird dem Patienten während der Therapie Sauerstoff über einen Befeuchter zugeführt.

Wir verwenden zur kontrollierten Beatmung ein druckluft- (bzw. sauer-stoff-) betriebenes Beatmungsgerät oder einen Narkoserespirator, mit dem auch Inhalationsnarkotika (z. B. Halothan) appliziert werden können.

In der Kammer befinden sich Meßfühler zu den Monitoreinrichtungen. Zur Verfügung stehen Anschlüsse für EKG, EEG, blutige und unblutige Blut-druckmessung, transkutane pO_2-Messung, Temperaturmessung sowie ein De-fibrillator.

Die zugehörigen Registriergeräte stehen außerhalb der Druckkammer; der Therapeut kann die Meßwerte durch die Bullaugen ablesen.

Um Zwischenfälle bzw. eine Gefährdung der Patienten zu vermeiden, be-findet sich auch bei jeder konvervativen HBO ein erfahrener Therapeut (Arzt oder Diplomschwester) in der Druckkammer.

Bei der hyperbaren Therapie sind alle Maßnahmen den veränderten phy-sikalischen Bedingungen unter Druck anzupassen. So sind z. B. Infusionslö-sungen in Plastikbeutel anstelle von Glasflaschen zu verwenden und die Tropf-kammern der Infusionsgeräte mindestens zu 3/4 zu füllen, um bei der De-kompression der Gefahr einer iatrogenen Luftembolie – durch Ausdehnung der sich in der Tropfkammer befindlichen Luft – zu entgehen.

Erfolgt die Beatmung über einen Trachealtubus, muß die Tubusmanschette mit steriler Flüssigkeit gefüllt werden, damit es während der Kompressions-phase nicht zur Volumenabnahme des Cuffs und damit zum unwillkürlichen „Entblocken" des Tubus kommt. Umgekehrt können während der Dekompressionsphase – aufgrund der Volumenzunahme – Tracheal- oder Brochus-einrisse als Folge eines unter Druck neuerlich mit Luft geblockten Cuffs auf-treten.

Bei Bewußtlosen wird vor Beginn der Rekompression durch den HNO-Konsilarius – im Notfall durch den Druckkammerarzt – beidseitig eine Parazentese durchgeführt, um unkontrollierte Trommelfelleinrisse durch Volumenabnahme der Luft im Mittelohr infolge fehlenden Druckausgleichs über die Tuben zu verhindern.

Die Kommunikation zwischen Kammerpersonal und Techniker am Steuerpult ist über Kopfhörer-Mikrofon-System und Gegensprechanlage ständig gegeben. Ein unabhängiger Telefonanschluß ermöglicht die Verbindung zwischen den Kammerinsassen und der Umwelt.

Bei der Kammerkonstruktion wurde bereits bei der Erbauung ein erhebliches Maß an Sicherheitsvorkehrungen beachtet. Die 12monatige Renovierungsphase, die im Januar 1993 abgeschlossen wurde, ging mit einer kompletten Erneuerung der technischen und technisch-medizinischen Einrichtungen einher. So ist jetzt u. a. neben manueller Steuerung die Steuerung der Anlage durch einen Computer möglich, der die Tabellenwerte der meistverwendeten Therapieprofile gespeichert hat.

Dieser große technische und finanzielle Aufwand wird im Interesse der Patienten in Kauf genommen.

Behandlungsorganisation

In den Universitätskliniken/LKH Graz mit 3 500 Betten steht die Druckkammeranlage für konservative und operative Behandlungen ständig zur Verfügung. Die einzelnen Abteilungen und Kliniken sind durch Kellergänge mit dem Gebäude der Universitätsklinik für Chirurgie verbunden. Ein Landeplatz auf dem Dach des Klinikgebäudes ermöglicht jederzeit den Antransport eines Patienten vom Notfallort, auch via Ärzteflugambulanz aus den tropischen Tauchgebieten über den Flughafen Graz-Thalerhof oder aus einem peripheren Krankenhaus, per Hubschrauber. Vom Landeplatz wird der Patient mittels Aufzug direkt in die Druckkammer im Kellergeschoß verlegt.

Rund um die Uhr sind Mitglieder des „hyperbaren Teams" über Austro-Pager oder CMS-Handy erreichbar, und verschiedene Fachärzte der Chirurgie stehen zur Verfügung.

Indikationen zur HBO gemäß der *American Underwater and Hyperbaric Medicine Society*

Allgemein akzeptierte Indikationen

- Luft-/Gasembolie,
- CO-Intoxikation,
- klostridiale Myonekrosen (Gasbrand),
- Quetschungsverletzungen, Kompartmentsyndrom und andere akute traumatische Ischämien,
- ausgewählte „Problemwunden" („non-healing wounds"),
- außergewöhnlicher Blutverlust,
- nekrotisierende Weichteilinfektionen,
- therapieresistente Osteomyelitis,
- Osteoradionekrose, Weichteilradionekrose,
- gefährdete Haut-/Weichteiltransplantate,
- Verbrennungen.

Indikationen in klinischen Studien

- Hirnabszesse (anaerob, aerob/anaerob),
- zerebrovaskulärer Insult (akut, thrombotisch, embolisch),
- Schädel-Hirn-Trauma (Hirnödem),
- Frakturheilung, Knochentransplantation,
- Meningitis,
- multiple Sklerose,
- Pyoderma gangraenosum,
- pseudomembranöse Kolitis.

HBO-Indikationen in Deutschland

- Gasembolien,
- CO-Intoxikationen,
- Gasgangrän,
- Septikämien,
- schwere Verbrennungen,
- chronische Knocheninfektionen,
- periphere Ischämien,
- Tinnitusleiden mit Perzeptionsstörungen des Innenohrs, Knalltrauma,
- akute Insuffizienz der A. centralis retinae,
- ausgewählte therapieresistente Mykosen, Mukomykosen, invasive Aspergillose, Aktinomykose,
- Sepsis (intraabdominelle Abszesse),
- Rückenmarktrauma (spinale Kontusion).

Indikationen und Erfahrungen in Graz

- Luft-/Gasembolien,
- CO-Intoxikationen,
- klostridiale Myonekrosen (Gasbrand),
- nekrotisierende Weichteilinfektionen,
- gefährdete Haut-/Weichteiltransplantate,
- therapieresistente Osteomyelitis,
- ausgewählte „Problemwunden" („non-healing wounds"),
- Tinnitusleiden mit Perzeptionsstörungen des Innenohres,
- Quetschungsverletzungen, Kompartmentsyndrom und andere akute traumatische Ischämien,
- ausgewählte Fälle der multiplen Sklerose.

Der Tauchunfall als absolute Indikation zur Druckkammertherapie

Eine *Dekompressionserkrankung* (früher Druckfall-, Caisson- oder Taucherkrankheit genannt) kann entstehen, wenn ein Taucher, der ein Atemgas (meist Preßluft) unter erhöhtem Druck geatmet hat, am Ende eines Tauchvorgangs

a) zu rasch auftaucht, d. h. die maximale Auftauchgeschwindigkeit 10 m/min überschreitet, oder
b) Dekompressionsstufen und/oder Dekompressionszeiten nicht einhält,
c) Wiederholungstauchgänge, d. h. 2 oder mehrere Tauchgänge innerhalb von 12 h durchgeführt hat,
d) eine pathophysiologische Prädisposition für Dekompressionserkrankung aufweist.

Der zu 78 % in der Atemluft enthaltene Stickstoff wird während des Tauchgangs durch den erhöhten Umgebungsdruck vermehrt in den Körpergeweben gelöst und kann in der Dekompressionsphase (also beim Auftauchen und Stunden danach) nicht mehr in Lösung gehalten werden. Wird er nicht in ausreichender Menge über die Lungen ausgeschieden, entstehen sowohl in den Geweben als auch im Blut Stickstoffbläschen, die in weiterer Folge Ursache von starken Schmerzen oder (meist arteriellen) Embolien sein können.

Eine Luft- (Stickstoff-) Embolie kann auch infolge eines *Lungenrisses* auftreten, wenn der Taucher beim Auftauchen (willkürlich oder unwillkürlich) ungenügend ausatmet und sich in den Lungen befindliche Luft ausdehnt und über kleinste Risse von den Lungenbläschen in die Kapillaren und damit in die Blutbahn gelangt. Je nach Lokalisation der Gasbläschen in den Geweben bzw. des Gefäßverschlusses durch das Gas kommt es zu folgenden Symptomen:

- „Taucherflöhe" (Urtikaria),
- „Marmorierung" der Haut (fleckförmige Rötung bzw. weißbläuliche Färbung).

- „bends" (Arthro- und Myalgien),
- „chokes" (retrosternale Schmerzen, Dyspnoe, evtl. Hämoptoe),
- Schockzeichen,
- Hör-, Seh-, Sprachstörungen, Verwirrung,
- Vertigo-, Gleichgewichtsstörungen,
- Sensibilitätsstörungen, Paresen oder Plegien (Arme, Beine),
- epileptiforme Krämpfe,
- Bewußtlosigkeit,
- Atem- und/oder Kreislaufstillstand.

In der Ersten Hilfe ist heute die Flachlagerung des betroffenen Patienten als Methode der Wahl anzusehen. Die frühere Empfehlung, den Taucher auf die linke Seite mit Kopf und Oberkörper tief und den Beinen erhöht zu lagern, hat aufgrund neuerer Erkenntnisse ihre Gültigkeit verloren.

So wurde in diversen Versuchen nachgewiesen, daß es keinen wesentlichen Einfluß auf die Verlagerung der Gasbläschen in Richtung der Beine hat, wenn diese erhöht positioniert werden. Des weiteren führt die Tieflagerung des Kopfes zu einer vermehrten Flüssigkeitsverschiebung in Richtung Gehirn, und dies kann einen Anstieg des Hirndrucks verursachen, was wiederum eine Verschlechterung des Zustands des Tauchers nach sich ziehen würde.

Es erscheint daher ratsam, *den bewußtseinsklaren Taucher in horizontaler Lage zu belassen, den Bewußtlosen flach und (links-) seitlich zu lagern*, wie in der allgemeinen Ersten Hilfe üblich. Aus diesen Erkenntnissen ergeben sich die heute gültigen Empfehlungen:

Erste-Hilfe-Maßnahmen

- Taucher bergen,
- *Flachlagerung:* bei Bewußtlosen: *stabile Seitenlagerung,*
- *O_2-Applikation (15 l/min)* über dichtsitzende Atemmaske bei intakter Eigenatmung,
- sofortiger, möglichst *erschütterungsfreier Transport* in die Druckkammer,
- bei Atemstillstand: Beatmung mit Sauerstoff,
- bei Kreislaufstillstand: kardiopulmonale Reanimation,
- *Telefonkontakt mit Druckkammer* herstellen (in Österreich: Hyperbares Zentrum/Thoraxchirurgie LKH Graz, Notruf: *43 [0] 316 385 -2205, 2803 oder 2795, Fax: *43 [0] 316 385 - 2756).

Angaben über:
- Zustand des Verunfallten,
- Tiefe, Tauchzeit, Dekompressionsstopp,
- Unfallort und -zeit,
- wieviele Tauchgänge innerhalb der letzten 24 h,
- Zustand der (des) Partner/s,
- Fahrtroute und Fahrzeugkennzeichnung.

Ärztliche Erste Hilfe:
- 500 ml Hydroxyäthylstärke (Elohäst, Expahes 200) i. v.,
- Analgetika bei Bedarf,
- evtl. Thoraxdrainage.

Durchführung dieser Maßnahmen bereits bei Verdacht auf vorliegen eines Tauchunfalls!

Diese Organisation der Rettungskette nach Tauchunfall ist in Österreich seit mehr als 20 Jahren durch die Ministerien für Soziales, Landesverteidigung, Inneres, Wissenschaft und Forschung, Unterricht und Kunst, Gesundheit und Umweltschutz sowie durch das Bundeskanzleramt geregelt.

Grenzen der HBO

Die Grenzen der HBO sind biomedizinischer, organisatorischer, logistischer, intellektueller, humanmedizinischer/ethologischer (verhaltensorientierter), keinesfalls aber ökonomischer Natur. „Oxygen is, perhaps, the safest durg available when established guidlines (time and pressure) are followed..." (Neubauer 1991).

Die Pathopysiologie setzt dem „pharmakon oxygenion" die Toxizitätsgrenzen in Form der allgemein anerkannten Formel:

„Die maximale Einwirkungszeit bei 20 m Tiefe und Atmung von 100 % Sauerstoff beträgt 2 Stunden" (Boerema 1960).

Nur der Therapeut entscheidet über und verantwortet im Einzelfall eine Änderung im Sinne größerer Tiefe und/oder längerer Einwirkungszeit.

Man behandelt im therapeutischen Breitenbereich und weiß seit über 100 Jahren Bescheid.

Über die Klinik der Intoxikation

Die Möglichkeiten der praktischen Anwendung insbesondere bei den Indikationen, wie sie dieses Symposium anspricht, sind noch nicht zur Gänze ausgelotet: Generell die Dauer und Häufigkeit der Behandlung (Intervalle: 2mal täglich, 3mal täglich ...) oder zum Beispiel die Quasititration mit niedrigeren Umgebungsdrücken bei sehr langer Einwirkungszeit zur Therapie schlecht heilender Wunden.

Dazu bedarf es aber zuallererst der Zuweisung von externen Krankenanstalten, die solche Wunden zu betreuen (nicht zu verantworten!) haben.

Bei den schlecht heilenden Wunden im allgemeinen Sinne finden Verbandswechsel statt; die Wunde wird bei ihrer Nichtheilung beobachtet, aber es wird nicht an die Zufuhr dessen gedacht (nämlich Sauerstoff), was offensichtlich (Blaufärbung!) fehlt. Bei der Schwarzfärbung hilft nichts mehr!

In Graz befindet sich das südlichste Universitätsklinikum im deutschen Sprachraum – inklusive Allgemein-, Gefäß-, Herz-, Transplantations- und Neurochirurgie sowie Orthopädie und Unfallchirurgie. Die Druckkammer unterhält seit Jahrzehnten persönliche Feundschaften zu den Vorständen dieser Institutionen. Aber die Zahl der Wundheilungsstörungen ist entweder statistisch so weit unter der internationalen Norm, daß man schon an die Ehrungen in Stockholm denken könnte, oder aber die Kommunikationsprobleme sind sehr „medizinischer Natur" und daher durchaus verbesserungsbedürftig.

Dann gibt es Probleme mit der *Logistik* (Transport zur Druckkammer). Schwierigkeiten macht der Intensivpflegepatient. Sein Bett ist meistens sehr breit, und das Tor der Druckkammer stellt *das* Hindernis dar, weil man den Patienten immer wieder umlagern muß. Also muß man Kammern mit breiten Toren konstruieren (und bezahlen!).

Ein paar Worte zur Kommunikation: Telefon, Fax, Modem – alles ist bereits erfunden und im Einsatz, nur das *Gespräch* zwischen Kollegen, das muß immer wieder neu geübt werden.

Als unsere Anlage nach 22 Jahren Betrieb renoviert werden mußte, kamen unsere Patienten nach Duisburg zu Herrn Dr. Tirpitz zur Therapie. Graz und Duisburg hatten ein Jahr lang diesen intensiven Kontakt, für den wir – vor allem im Namen der Patienten – sehr herzlich danken möchten. Bei einigen Patienten glaubten wir nicht, daß sie noch lebend zurückkehren würden.

Die Therapie kann zu spät erfolgen, weil der Patient inzwischen wieder gesund ist, z. B. ein langer Zufahrtsweg mit dem Rettungsfahrzeug bei einer milden CO-Intoxikation und suffizienter O_2-(Be)atmung (CO-Hb-Dissoziationshalbwertzeit 40 min).

Der Schaden ist gering, weil in solchen Fällen (z. B. bei Patienten nach Suizidversuch) der Einsatz geübt werden konnte. Selten sahen wir Osteomyelitis und Ostitis. Warum? Weil diese chronischen Kranken sich schon mehr mit dem Berentungsverfahren beschäftigen und/oder vom Arzt vertröstet werden, daß „derlei ohnehin heilt" (was ja stimmen mag, aber oft erst nach Jahren).

Nicht alles ist perfekt, auch nicht in großen befahrbaren Kammern. Das Unbehagen der Patienten sollte man durch ein Video-Unterhaltungsprogramm oder mittels Benzodiazepinen bekämpfen. Beides ist auf die Dauer schwierig; letzteres auch gefährlich.

Die größten Probleme macht der Rücktransport. Niemand will den „abtrünnigen Patienten" nehmen – plötzlich nicht einmal mehr zum Korrekturoperieren.

Die Zukunft der HBO in der Klinik ist dadurch charakterisiert, daß der Arzt sehr wohl bereit ist „Prophylaxen" zu betreiben: mit Antibiotika, mit durchblutungsfördernden Medikamenten, mit Infusionsbehandlungen. Nur muß dieser Kollege geschult werden, *vor* der Narkose an den Sauerstoff, an die prophylaktische „Luxus"oxygenation zu denken.

HBO hat daher eher psychologische Grenzen.

Der Hospitalismus ist ein Problem, nicht nur in der Nachbarklinik! Bekanntlich kennen brillante, schnelle, perfekte (und was es noch alles an Epiteta ornantes gibt) Chirurgen keine Per-secundam-intentionem-Heilungen, schlechtestenfalls „Rötungen im Bereich der Operationswunde". Dann darf man den Patienten mit Wundheilungsstörungen ja nicht in ein hyperbares Zentrum weiterverlegen, denn erstens muß man „Problemwunden" selbst behandeln, zweitens liegen gar keine Anaerobier vor, und drittens könnte das Renommee leiden.

Eigene Komplikationen mit Patienten in 25 Jahren: Der erste Patient mit gefäßoperierter peripherer Durchblutungsstörung am Bein (Stadium 3 nach Fontaine) erlitt während der ersten Behandlung einen Grand-mal-Anfall als Ausdruck der zerebralen Form der O2-Intoxikation. Seither haben wir keine Probleme beobachtet, obwohl die Inzidenzrate bei 1:5000 „exposures" liegt (Neubauer 1993).

Zusammenfassung

Durch die Therapie mittels HBO in großen Druckkammeranlagen können neben konservativen Behandlungsmethoden auch chirurgische Eingriffe bei gegebenen Indikationen risikoärmer durchgeführt werden.

Der Vorschuß an Sauerstoff im Gesamtorganismus – obwohl nicht weiter speicherbar – bietet eine breitere und sicherere Basis bei intermittierend vorliegender Hypoxie. So erhält der Patient ein additives Pharmakon, um kritische Situationen beherrschen zu können.

Bereits beim Verdacht ist die Anwendung dieser Therapieform indiziert bei Tauchunfällen mit embolischem Geschehen bei anderen Formen der Luftembolie, bei der CO-Intoxikation, bei klostridialem Gasbrand und auch bei gemischt anaerob-aerober Sepsis, Osteonekrose und Problemwunden sowie als Prophylaxe bei Hauttransplantaten.

Literatur

1. Bernhard WF (1964) Current status of hyperbaric oxygenation in pediatric surgery. Surg Clin North Am 44: 1583
2. Boerema I, Meihne NG, Brummelkamp WH, Bouma S, Mensche MH, Kamermans F, Stern HN, Aalderen W (1960) Leven zonder Bloed. Ne Tijdsch Geneesk 104: 949
3. Collins TM, Caimi R, Lynch PR, Sheffield J, Mitra A, Stueber K, Smith YR (1991) The effects of nicotinamide and hyperbaric oxygen on skin flap survival. Scand J Plast Surg Hand Surg 25: 5

4. Friehs G, Klepp G, Gollmann K, Rader W, Stolze A (1975) Hyperbare Oxygenation in der Klinik – erste Erfahrungen. Zentralbl Chir 100: 321
5. Friehs G, Klepp G (1977) Sauerstoffbehandlung in der großen hyperbaren Kammer. Med Klin 72: 47
6. Harms H, Rodenwald G (1965) Anwendung einer kleinen O_2-Überdruckkammer. Langenbecks Arch Klin Chir 313: 313
7. Hunt TK, Twomey P, Zederfeldt B, Dunphy JE (1967) Respiratory gas tensions and pH in healing wounds. Am J Surg 114: 302
8. Illingworth CBE (1962) Treatment of aterial acclusion under oxygen at two-atmospheres pressure. Br Med J 17: 5315
9. Irvin TT, Norman JN, Suwanagul A, Smith G (1966) Infection by aerobic microorganism. Lancet 7: 134
10. Laurenzi GA, Vin S, Guarneri JM (1968) Adverse effect of oxygen on tracheal mucus flow. N Engl J Med 279: 333
11. Neubauer RA, Sheldon FG (1993) Hyperbaric oxygen for brain injury. J Neurosurg 78: 687
12. Neubauer RA (1991) Stroke treatment. Lancet 337: 1601
13. Park MK, Muhvich KH, Myers RA, Marzella L (1991) Hyperoxia prolongs the aminoglycoside-induced postantibiotic effects in pseudomonas aeruginosa. Antimicrob Agents Chemother 35: 691
14. Pinter H, Rader W (1979) Diagnostische Probleme und therapeutische Konsequenzen der Gasödeminfektion. Kongreßband 1979, 25. Bad Ausseer Symposium
15. Pinter H, Rader W (1979) Erfahrungen mit der kombiniert chirurgisch-hyperbaren Therapie bei Gasbrandinfektion nach offener Verletzung. Hefte Unfallheilkd 138: 200
16. Rockswold GL, Ford SE, Anderson DC, Bergman TA, Sherman RE (1992) Results of a prospective randomized trial for treatment of severely brain-injured patients with hyperbaric oxygen. J Neurosurg 76: 929
17. Sukoff MH, Ragatz RE (1982) Hyperbaric oxygenation for the treatment of acute cerebral edema. Neurosurgery 10: 29
18. Winter GD, Perrins DJD (1969) Effects of hyperbaric oxygen treatment on epidermal regeneration. Proceedings of the IVth International Congress on Hyperbaric Medicine 362:
19. Wandel A (1971) Grundlagen und Indikationen der Überdruckbehandlung. Z Physik Med 2: 55
20. Yephuny SN, Lyskin GI, Fokina TS (1985) Hyperbaric oxygenation in treatment of peripheral vascular disorders. Int Angiol 4: 207

HBO in der Gasödemtherapie seit 1960

D. J. BAKKER

Die Geschichte der hyperbaren O$_2$-Therapie begann 1956, als Boerema und seine Mitarbeiter auf dem Gebiet der kardiovaskulären Chirurgie experimentelle Untersuchungen unternahmen.

1959 wurde in unserem Krankenhaus die erste hyperbare Kammer erbaut und 1960 der erste Patient mit einem Gasödem mit gutem Resultat behandelt.

Diagnose

Die Diagnose Gasbrand darf nur für invasive Clostridieninfektionen der Muskel mit Myositis und Myonekrose verwendet werden. Diese sind charakterisiert durch ernsthafte Toxämie, ausgedehntes Ödem, umfangreiche Gewebenekrose und Gasproduktion.

Bakteriologie

Die Gasgangrän ist entweder eine endogene oder eine exogene Infektion, verursacht durch anaerobe Sporenbildner, grampositive, verkapselte Mikroorganismen aus der Clostridienfamilie. Die Clostridien befinden sich normalerweise im Magen-Darm-Trakt von Mensch und Tier. Man findet sie auch im Straßenschmutz und im Schlamm.

Für die Entwicklung eines Gasödems gibt es 2 Voraussetzungen:
1) die Kontamination mit Sporen,
2) ein sauerstoffarmes Gebiet, möglichst mit nekrotischem Gewebe.

In einem derartigen Gebiet entwickeln sich die Sporen in einigen bis 48 Stunden zur vegetativen Form der Bakterien; die Toxinproduktion setzt ein, insbesondere die Produktion von α-Toxin, und von diesem Zeitpunkt an sieht man die sehr schnell progrediente Phlegmone.

Man soll sich darüber im klaren sein, daß der Zustand der Wunde bei dieser Entwicklung der Infektion von größerer Bedeutung ist als das Clostridium selbst.

Ischämie und Nekrose sind stark predisponierende Faktoren.

Klinisches Bild

Einige Stunden bis Tage nach einem Unfall oder einer Operation beobachtet man eine sich sehr schnell ausbreitende Wundinfektion. Das Wundgebiet ist sehr schmerzhaft, und die Temperatur steigt schnell. Der Patient ist sehr krank, manchmal somnolent oder sogar komatös. Der Blutdruck sinkt ab, und bei sehr ernsten Fällen beobachtet man einen Ikterus als ein Symptom der Hämolyse, verursacht durch das zirkulierende Alphatoxin. Sehr schnell entsteht auch eine Anämie. Die Nierenfunktion ist eingeschränkt bis zur Oligurie oder Anurie.

Gasblasen entweichen aus der Wunde und man palpiert auch Gas im Gewebe. Die Hautfarbe ist kupfer- oder bronzeartig. Im weiteren Verlauf treten Bullae und Vesiculae auf, gefüllt mit serosanguinolenter Flüssigkeit.

Das Wundgebiet hat einen sehr charakteristischen süßlichen Geruch. Das am deutlichsten sichtbare Symptom ist jedoch die sehr schnelle Ausdehnung der Phlegmone bis zu 10–15 cm/h. Mikroskopisch sieht man die Muskelfasern getrennt vom Interstitium durch Gas und Exsudat.

Das führt im Röntgenbild zur typischen Federung der Muskulatur. Deutlich abgrenzen muß man dies von einem subkutanen Emphysem ohne Infektion oder von unspezifischen gasbildenden Phlegmonen.

Behandlung

Die Behandlung des Gasödems vor 1960 bestand im wesentlichen aus großen chirurgischen Maßnahmen in Form von Inzisionen, Amputationen und selbst Exartikulationen. Die Mortalität und die Morbidität (wenn das Leben gerettet wurde) waren in der Regel sehr hoch.

Die heute geltende Behandlung beinhaltet Chirurgie, Antibiotika, allgemeine Wiederbelebungsmaßnahmen und hyperbaren Sauerstoff (HBO).

In tierexperimentellen und klinischen Untersuchungen wurde zweifelsfrei nachgewiesen, daß eine Kombination aus HBO, lokaler Exzision und Antibiotika für eine niedrigere Mortalität und Morbidität verantwortlich ist. Das wichtigste Ziel der Chirurgie ist die Entfernung von nektrotischem Gewebe und Blut. Erythrozyten enthalten Katalase, die dem HBO entgegenwirken. Das Problem beim Gasbrand ist jedoch nicht nekrotisches oder gesundes Gewebe, sondern die sehr schnell fortschreitende Phlegmone, die dazwischenliegt. Das fortschreiten ist abhängig von einer konstanten Produktion von α-Toxin. Van Unnik u. Kaye (1965) konnten experimentell demonstrieren, daß die Toxinproduktion der Clostridien bei einem O_2-Druck von 250 mm Hg ins Gewebe ganz aufhört.

Auf diese Weise kann die Behandlung mit HBO am schnellsten das Fortschreiten stoppen. Schon zirkulierendes Toxin wird innerhalb von 30 min unwirksam gemacht.

Nach unserer Erfahrung ist es sehr wichtig, vor und während der HBO-Behandlung keine wesentlichen chirurgischen Maßnahmen durchzuführen. Über den Zeitpunkt der 1. chirurgischen Intervention kann man noch diskutieren; in unserer Klinik wird sie nie am 1. Tag oder vor der 3. HBO-Behandlung durchgeführt.

Auf diese Weise konnten wir sehr viele Extremitäten und andere Gewebe retten. Eine nach der HBO-Behandlung noch evtl. notwendige Operation trifft einen in der Regel deutlich stabileren Patienten.

Bei der Antibiotikabehandlung steht Penicillin an erster Stelle, kombiniert mit 1 oder 2 anderen Antibiotika, die gegen eine gemischte Infektion wirken.

Ergebnisse

Zwischen 1960 und April 1993 behandelten wir 618 Patienten mit einer anaeroben Infektion und Verdacht auf Gasbrand. Bei 462 Patienten (74,8 %) war die klinische und bakteriologische Diagnose einwandfrei. Es waren 347 (75,1 %) Männer und 115 (24,9 %) Frauen.

Die Altersverteilung stellte sich wie folgt dar (Abb. 1): Traumagruppe: überwiegend zwischen 15 und 25 Jahren, postoperative Infektion zwischen 65 und 75 Jahren.

Wir unterscheiden 3 Gruppen:
I: Infektion nach Trauma: n=281,
II: Postoperative Infektion: n=145,
III: Gasbrand mit unterschiedlicher Ätiologie: n=36.

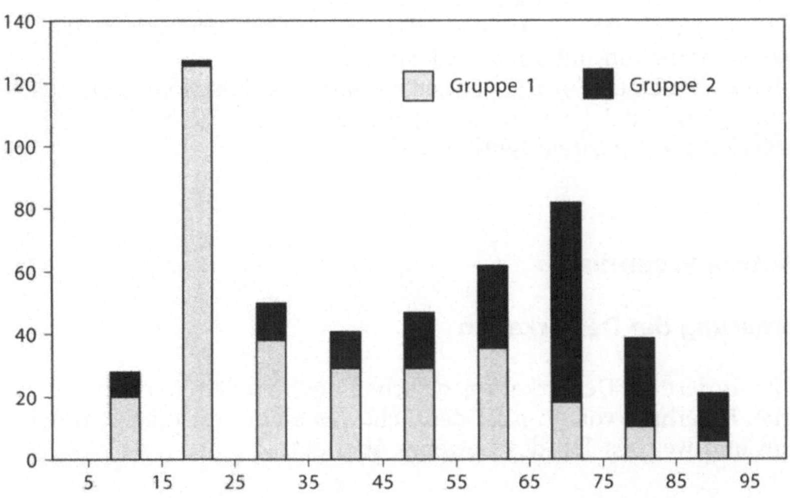

Abb. 1. Altersverteilung bem Gasödem. Gruppe 1: Traumagruppe – überwiegend zwischen 15 und 25 Jahren. Gruppe 2: Postoperative Infektionen – zwischen 65 und 75 Jahren

Tabelle 1. Operationen in Gruppe II (n=145)

Elektive vaskuläre Chirurgie	5	Amputation: Arteriosklerose	
Osteosynthese (elektiv)	3	und/oder diabetische Gangrön	71
Amputation nach Trauma	2	Kolonoperation und Trauma	11
Gastrische Resektion	2	Cholezystektomie	10
Radikale Mastektomie	2	Sympathektomie	6
Arthrotomie Kniegelenk	2	Ileus	6
Herniotomie	2	Perianale Wunde/Abszeß	6
Andere Operationen	10	Appendektomie	6

Nach jeder Operation kann ein Gasödem auftreten, insbesondere natürlich an schlecht durchbluteten Extremitäten.

In Gruppe II befanden sich 71 Patienten, die nach einer Amputation ein Gasödem an einer schlecht durchbluteten Extremität aufwiesen, und 11 Patienten mit einem Gasödem nach einem chirurgischen Eingriff im Dickdarmbereich (Tabelle 1). In Gruppe III beobachteten wir 11 mal ein Gasödem nach einer intramuskulären Injektion, 4mal nach einer intravenösen Infusion und 3mal nach einem septischen Abort. In 6 Fällen konnte keine Ursache festgestellt werden.

Bakteriologische Befunde

Bei 403 Patienten (87,2 %) fanden wir nur Clostridium perfringens, 9mal Clostridium septicum, 3mal Clostridium bifermentans und sporogenes sowie 2mal Clostridium fallax und einmal novyi.

Bei 443 Patienten (95,9 %) stellten wir nur Clostridium perfringens oder eine Kombination mit andere Clostridia fest.

Bei 421 Patienten (91,1 %) fanden wir nur eine Clostridiumart, 39mal (8,4 %) 2, 1mal 3 und 1mal 4 verschiedene Clostridienarten. Bei 115 Patienten (24,9 %) entdeckten wir positive Blutkulturen.

Weitere Ergebnisse

Förderung der Demarkation

HBO fördert die Demarkation zwischen noch vitalem und nekrotischem Gewebe. Innerhalb von 30 h ist deutlich, was amputiert oder exzidiert werden muß und welches Teil des Gewebes überlebt.

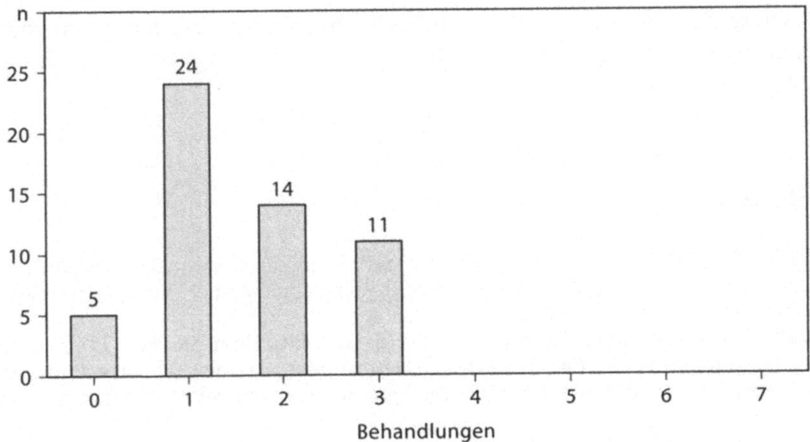

Abb. 2. Letalitätshäufung beim Gasödem. Letalitätshäufung innerhalb der ersten 3 Behandlungen

Mortalität

Hier muß man unterscheiden zwischen Patienten, die nach der Beherrschung des Gasödems verstorben sind, und solchen, die während der aktiven Phase der Infektion verstorben sind.

Im Laufe der aktiven Phase starben 54 Patienten (11,7 %): in Gruppe I 18 (6,3 %), in Gruppe II 26 (18,0 %) und in Gruppe III 10 (27,8 %).

Nachdem die Infektion unter Kontrolle war, verstarben nochmals 41 Patienten (8,9 %) an anderen, nicht ursächlich mit dem Gasbrand in Zusammenhang stehenden Ursachen.

Während der Infektion verstarben die Patienten innerhalb der ersten 30 h nach Anfang der HBO-Behandlung (Abb. 2).

Bei Patienten, die nach der 7. Behandlung verstarben, waren die Blut- und Gewebekulturen negativ; klinisch waren die Infektionen in allen Fällen geheilt.

Erhaltung der Extremitäten

Die HBO-Behandlung ist nicht nur lebensrettend, sondern durch sie konnten auch viele Extremitäten vor einer Amputation bewahrt werden. Insgesamt wurde bei 65 Patienten (18,3 %) eine Amputation vorgenommen.

Zieht man davon die stationär durchgeführten Reamputationen in der postoperativen Gruppe (17 Patienten bzw. 5,4 %) und die Amputationen von bereits zum Zeitpunkt der Einweisung nekrotischen Extremitäten davon ab (22), so sinkt die Amputationsrate wegen Gasödem auf 7,3 % (26 Patienten).

Diese Zahlen zeigen u. E. deutlich, daß bei einem Gasödem noch vor einem eventuellen chirurgischen Eingriff so schnell wie möglich die HBO-Therapie angewendet werden sollte.

Literatur

Bakker DJ (1984) The use of hyperbaric oxygen in the treatment of certain infectious diseases, especially gasgangrene and acute dermal gangrene. Thesis, University of Amsterdam; Drukkerij Veenman BV, Wageningen
Bakker DJ (1988) Clostridial myonecrosis. In: Davis JC, Hunt TK (eds) Problem wounds, the role of oxygen. Elsevier, New York Amsterdam London (chapter 7, pp 153-172
Boerema I, Brummelkamp WH (1960) Behandling van anaerobe infecties met inademing van zuurstof onder een druk van 3 atmosferen. Ned Tijdschr Geneesk 104: 2548-2550
Van Unnik AJM (1965) Inhibition of toxin production in clostridium perfringens in vitro by hyperbaric oxygen. Antonie van Leeuwenhoek 31: 181-186

Zur Behandlung des schweren Schädel-Hirn-Traumas durch HBO

H. Wassmann

Die primären Verletzungen des Gehirns durch ein Schädel-Hirn-Trauma lassen sich nur durch Verbesserung der Unfallverhütungsmaßnahmen beeinflussen. Bei Patienten, die die primären Läsionen eines schweren Schädel-Hirn-Traumas überleben, ist es unsere Aufgabe, die sekundären Schäden nach Kräften zu vermeiden. Relativ einfach ist es für einen Neurochirurgen, ein sekundär sich entwickelndes epidurales Hämatom zu beseitigen. Die sekundären pathophysiologischen Abläufe jedoch wie Hirnödem, zerebrale Ischämie, Hypoxie, anaerober Glukosestoffwechsel, die zu einer Energiekrise des Gehirns mit Azidose und Kalziumeinstrom in die Zelle und zum Auftreten von freien Radikalen führen, mit schweren sekundären Folgeschädigungen, sind durch unsere therapeutischen Maßnahmen nur schwer zu beeinflussen. Es ist seit langem bekannt, daß ein O_2-Mangel nicht nur in der Lage ist, die Hirnfunktion zu stören, sondern auch bleibend zu schädigen [1]. Tierexperimentelle Untersuchungen wiesen nach, daß nach einem kompletten Hirnkreislaufstillstand unter HBO-Bedingungen die EEG-Erholungszeit signifikant kürzer und der Laktatanfall deutlich reduziert ist [6]. Wir wissen heute, daß hirnödem-, hämodynamisch oder embolisch bedingte Gehirndurchblutungsstörungen eine Verminderung der für die Gehirnzelle lebenswichtige Substrate bewirken. Dies führt zu Störungen der neuronalen Funktionen mit klinisch manifesten neurologischen Ausfallerscheinungen.

Das *Ausmaß der Hypoxie* ist der wichtigste limitierende Faktor, von dem das Überleben des ischämischen Hirngewebeareals abhängt und der bestimmt, ob aus der zunächst funktionellen Störung der Nervenzelle eine irreversible strukturelle Schädigung entsteht. Eine Atmung von reinem Sauerstoff unter normalen Luftdruckbedingungen führt lediglich zu einem Anstieg des arteriellen O_2-Transports um 1,5 Vol.-%, wenn die Hämoglobin-O_2-Sättigung bereits vollständig ist.

Experimentelle Untersuchungen zeigen, daß die Lösung von Sauerstoff im Blut eine lineare Funktion des O_2-Partialdrucks ist.

Deshalb bewirkt die Atmung von reinem Sauerstoff unter hyperbaren Bedingungen einen proportionalen Anstieg der O_2-Spannung im arteriellen Blut.

Die erhöhte Verfügbarkeit von Sauerstoff für das ischämische Hirngewebe unter hyperbaren Bedingungen stellt die zentrale Idee für die Therapie solcher Patienten mit Ischämie des Zentralnervensystems das [13].

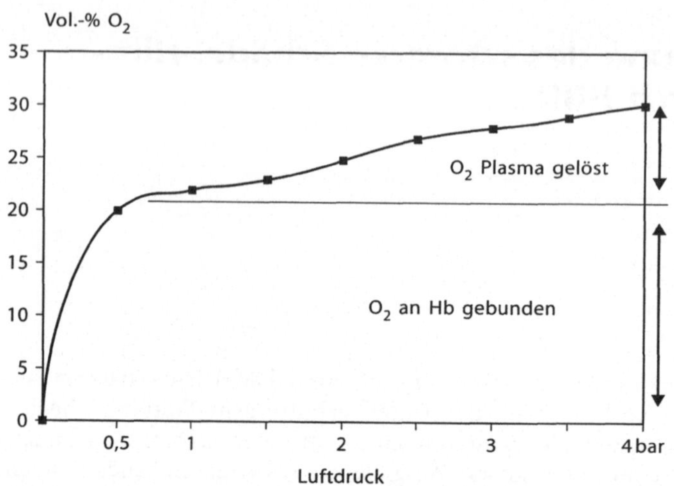

Abb. 1. Darstellung der O_2-Sättigung im Blut/Plasma unter HBO-Therapie in Abhängigkeit von inspiratorischen O_2-Druck

Die Erhöhung der O_2-Konzentrationsdifferenz zwischen Blut und Gewebe vergrößert linear die pro Zeiteinheit diffundierte O_2-Menge und kompensiert eine verlängerte Diffusionsstrecke durch Zunahme des Konzentrationsgefälles (Abb. 1). Durch die HBO kann somit auch in mangeldurchbluteten ödematösen Gebieten oder bei Steigerung des Diffusionswiderstands (Membranprozesse) eine normale zelluläre O_2-Versorgung aufrechterhalten werden.

Insbesondere beim schweren Hirnödem nach Schädel-Hirn-Verletzung sind es die *sekundären pathophysologischen Abläufe* wie Hirnschwellung, zerebrale Ischämie, Hypoxie, anaerober Glukosestoffwechsel, die eine Energiekrise des Gehirns mit Azidose, Kalziumeinstrom in die Zelle und das Auftreten von freien Radikalen verursachen, was insgesamt zu schweren sekundären Hirnschädigungen führt. Hierbei ist es letztlich nur durch eine Verbesserung der O_2-Versorgung des Hirnareals möglich, einen solchen Circulus vitiosus zu unterbrechen (Abb. 2).

Auch im subakuten Zustand müssen um das irreversibel geschädigte Areal „Penumbrazonen" mit gestörtem Funktionsstoffwechsel bei erhaltenem Strukturstoffwechsel, sog. „schlafende Neurone" bei solchen Patienten als existent vermutet werden, die nach einer schweren posttraumatischen Hirnschwellung eine Besserung der neurologischen Ausfallerscheinungen zeigen (Abb. 3).

Wir untersuchen daher den Effekt der HBO durch neurologische und EEG-analytische Verlaufsuntersuchungen, um herauszufinden, ob die erhöhte arterielle O_2-Konzentration mit verbesserter Versorgung des Hirngewebes zu einer zusätzlichen Erholung der neuronalen Funktionsstörungen in solchen energiekritischen Situationen führt.

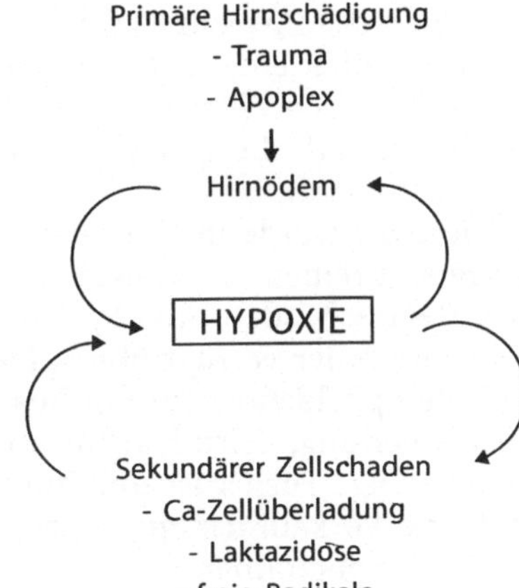

Abb. 2. Circulöus vitiosus beim Apoplex oder bei einem schweren Schädel-Hirn-Trauma, in dessen Mittelpunkt die zerebrale Hypoxie steht.

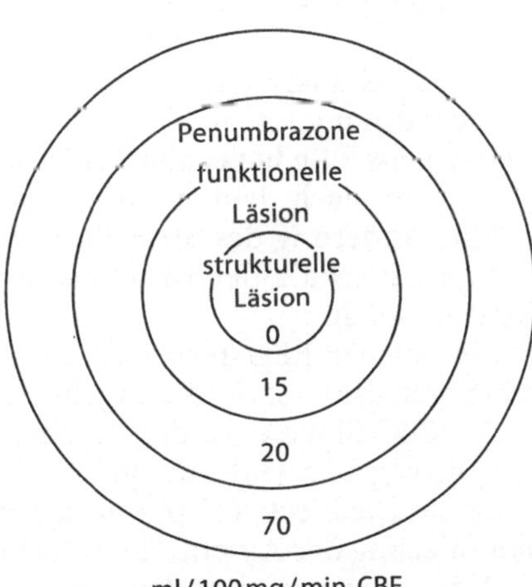

Abb. 3. Modell für die „Penumbrazone" bei einer ischämisch bedingten zerebralen Hypoxie mit funktionell geschädigten Neuronen, die sich unter HBO erholen können (*CBF* regionale Hirndurchblutung)

Methodik

Experimentelle Untersuchungen

Sie wurden bei 30minütiger globaler zerebraler Ischämie am Pulsinelli-Modell unter HBO (n = 12) durchgeführt und die *Überlebenszeit* und die Erholung des EEG im Vergleich zu einer unbehandelten Gruppe (n = 11) untersucht.

Da bei klinisch-neurologischen Untersuchungen und bei der Bestimmung des zerebralen Glukosestoffwechsels am Menschen festgestellt werden konnte, daß inspiratorische O_2-Druckwerte (IOP) über 1,5 at_a (~147 kla) beim geschädigten menschlichen Gehirn zu einer Störung des oxidativen Glukose-

bzw. Energiestoffwechsels führen [4, 7] führten wir die HBO mit Druckwerten von 1,5 at$_a$ über eine Zeitdauer von etwa 40 min durch. Diese Form der HBO-Therapie wurde nicht nur einmal, sondern in allen Fällen wiederholt angewendet, so daß die gesamte HBO auf einer Serie von 10 – 15 einzelnen Sitzungen besteht.

Die HBO wurde in einer speziell konstruierten Kammer unter Spontanatmung von reinem Sauerstoff aus einer Atemmaske (Dräger Oxygen Respiration Devise, Model SAAI System DFVLR) ausgeführt.

Die Kammer verfügt über 1 Liegeplatz und 2 Sitzplätze für Patienten. Anschlußmöglichkeiten für ein Beatmungsgerät, Verbindungen nach außen für EEG-Anleitung, Hirndruckmessung, Blut-, Liquorentnahmen und Gegensprechanlage. Ferner ist eine Durchreichschleuse für Medikamente vorhanden und eine Vorkammer mit einem Atemgerät zum Einschleusen von Personal in die Hauptkammer.

Während der HBO leiten wir simultan bipolar die elektrische Hirnaktivität des Patienten beidseits frontal, parietookzipital und temporal aus der Druckkammer auf 6 Kanäle ab und speichern diese Ableitungen auf Magnetband.

Eine EEG-analytische Untersuchung wird von der Druckphase unter Luftspontanatmung, 2mal während der O_2-Atmung unter 1,5 at$_a$ (nach 15 und 30 Min), nach Reduzierung des Drucks auf 1 at$_a$ unter O_2-Atmung und schließlich 15 min nach dem Wechsel von O_2- auf Luftatmung durchgeführt.

Eine Änderung des über die Atemmaske eingeatmeten Luft-O_2-Gemisches ist von außerhalb der Druckkammer über das Dräger-Labomix-Gas-Mischgerät möglich.

Ein solcher EEG-Test wird zu Beginn, in der Mitte und am Ende einer jeweiligen HBO-Serie durchgeführt.

Die EEG-Signale werden an ein Schwarzer-Amplituden-Interwall-Analyse-System gegeben [14] zur quantitativen Bestimmung der elektrischen Hirnaktivität. Die Electrical-power-equivalent-Wert (EPE) resultieren aus der Aufsummierung der Amplitudeninformation in den klassischen Wellenbereichen und der Division über den gemessenen Zeitraum, so daß diese Größe dem Informationsgehalt des „Powerspektrums" entspricht.

Bei den simultan durchgeführten klinisch-neurologischen Verlaufsbeobachtungen erfolgte u. a. eine semiquantitative Erfassung der Schwere der bestehenden Lähmungen nach einer Oaresegradskala nach Scheid für Hand, Arm und Bein, wobei Grad 0 einer völligen Lähmung und Grad 6 einer normalen Kraft entspricht.

Traumatisches Mittelhirnsyndrom

Zur Klärung der Frage, ob die HBO einen positiven Effekt auf den Verlauf bei schwersten Zuständen nach Schädel-Hirn-Trauma hat, wurde eine Patientengruppe (n = 99) mit über 12 h bestehendem Mittelhirnsyndrom, welches durch ein schweres Schädel-Hirn-Trauma ausgelöst worden war, untersucht, wovon jeder 2. Patient dieser Gruppe einer HBO-Behandlung unterzogen wurde; das Behandlungsergebnis wurde dann verglichen.

Ergebnisse

Experimentelle Untersuchungen

Die *experimentellen* Untersuchungen bei 30minütiger globaler zerebraler Ischämie am Pulsinelli-Modell unter HBO ergab eine mittlere Überlebenszeit der Tiere von 5 h in der unbehandelten Gruppe, die in der Gruppe unter HBO auf 39,4 h hochsignifikant verlängert war; gleichzeitig fand sich eine deutlich raschere EEG-Erholung in der HBO-Gruppe (Abb. 4).

Klinische Untersuchungen

Als Beispiel für die HBO-Behandlung im apoplektischen Zustand soll ein 50jähriger Patient beschrieben werden, der in einem subakuten postapoplektischen Zustand mit deutlicher Wesensänderung und schwerer Hemiparese links, verursacht durch einen rechtsseitigen Verschluß der A. carotis interna, einer solchen Therapie unterzogen wurde.

Während der ersten HBO zeigte bereits das Original EEG in der Phase der Atmung von reinem Sauerstoff unter erhöhtem IOP eine deutliche Zu-

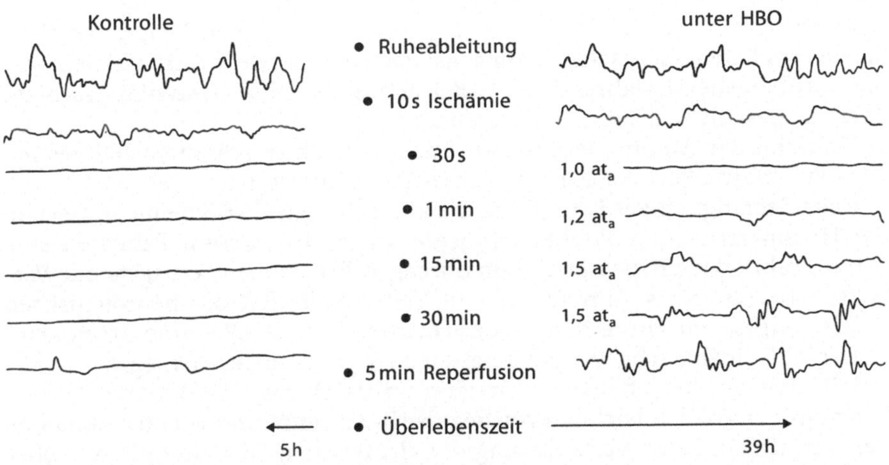

Abb. 4. EEG-Veränderungen bei Ratten mit kompletter zerebraler Ischämie (Pulisnelli-Modell) über 30 min mit anschließender Reperfusion im Spontanverlauf und unter HBO mit Darstellung der Überlebenszeit für die jeweilige Gruppe

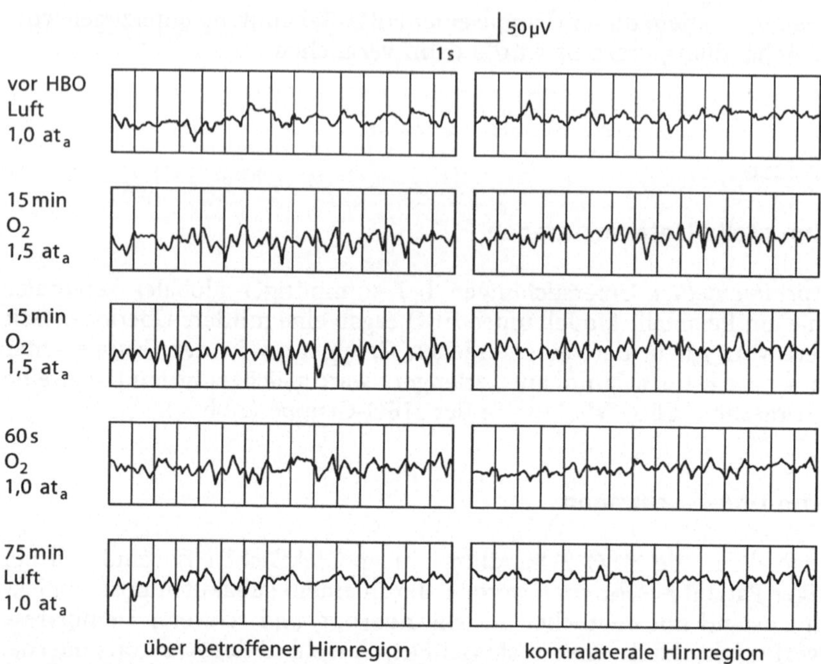

Abb. 5. Ausschnitte von EEG-Ableitungen während der verschiedenen Phasen der HBO bei einem Patienten im subakuten postapoplektischen Zustand (at$_a$ Atmosphären absolut)

nahme der α-Aktivität (Abb. 5). Die Darstellung dieser Ableitung als EEG-Powerspektrum (Abb. 6) im Verlauf über die verschiedenen Phasen der HBO bei diesem Patienten macht die zunächst vorherrschende δ-Aktivität deutlich, die vorübergehend während der HBO abnimmt. Die ν-Aktivität erscheint über die gesamt Zeit nahezu unverändert.

Während der Atmung von reinem Sauerstoff unter erhöhtem IOP jedoch wird ein eindrucksvoller Anstieg der α-Aktivität sichtbar.

Nach Beendigung der HBO-Serie, die klinisch-neurologisch eine Besserung der Hemiparese um 3 Punkte erbrachte, wurde bei diesem Patienten eine extraintrakranielle Bypassoperation durchgeführt, da die vorausgehende Verlaufsbeobachtung als Hinweis für eine Teilreversibilität des neurologischen Defizits angesehen wurde, d. h. für das Fortbestehen von „Penumbraregionen".

Der EEG-analytische Verlauf zeigt einen signifikanten Anstieg der α-Aktivität über der betroffenen Hirnregion während des 1. postopoplektischen Jahres mit zusätzlich leichtem Anstieg der β-Aktivität und leichter Abnahme der ν-Aktivität. Diese Verbesserung der elektrischen Hirnaktivität war über beiden Hemisphären zu registrieren, betont jedoch über der betroffenen, und blieb über den folgenden Zeitraum von 7 Jahren erhalten [3]. Korrelierend hierzu zeigte sich der klinisch-neurologische Verlauf: Während der ersten 6

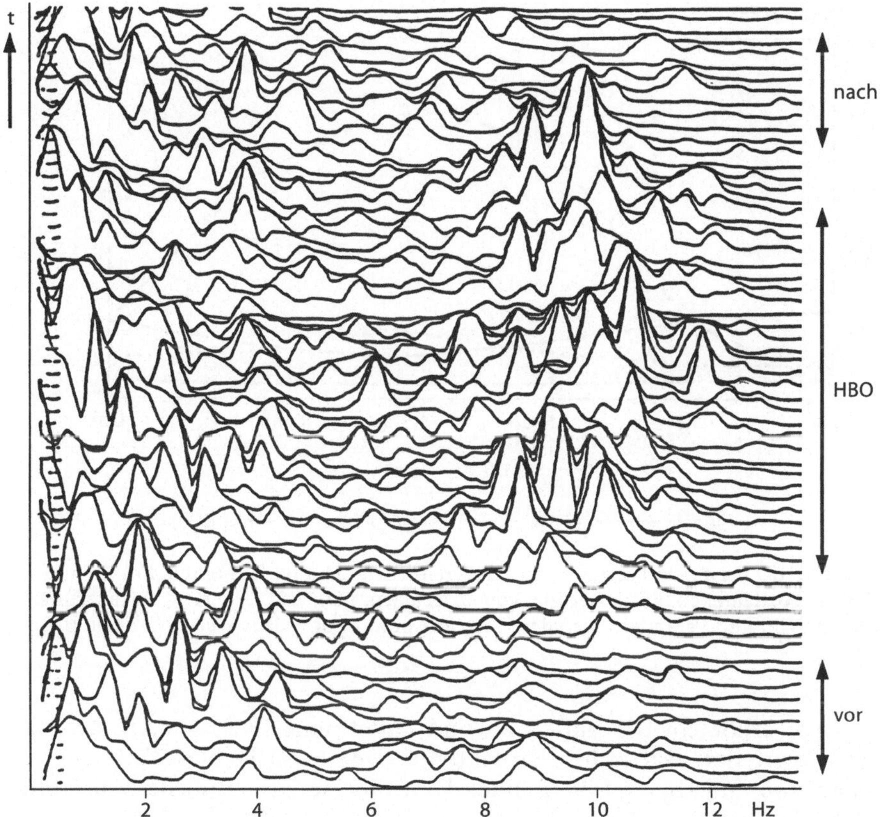

Abb. 6. Darstellung der EEG-Powerspektren während der HBO eines Patienten mit der Symptomatik einer zerebralen Hypoxie. Während des ansteigenden inspiratorischen O2-Drucks wird eine deutliche Zunahme der α-Aktivität sichtbar

postoperativen Monate stellte sich eine weitere Besserung der Hemiparese um 3 Punkte und am Ende des 2. postoperativen Jahres um einen weiteren Punkt ein. Die verbleibende Hemiparese was distal betont und besteht in dieser leichten Form bis heute. Der Patient erlitt keine ischämischen Attacken mehr und ist in der Lage, sich selbst zu versorgen.

Traumatisches Mittelhirnsyndrom (MHS) unter HBO

Der aktuelle Verlauf eines solchen jungen Patienten mit schwerem Hirnödem und klinischem MHS zeigt vor der HBO EEG-analytisch eine vorherrschende ν- und δ-Aktivität und erhöhte intrakranielle Druckwerte um 24 mm Hg (Abb. 7).

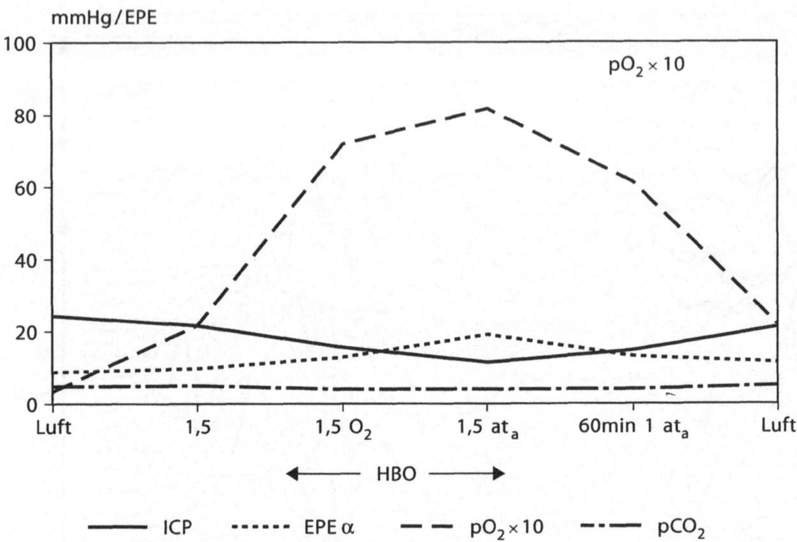

Abb. 7. HBO bei einem Patienten mit schwerem Hirnödem und erhöhtem intrakraniellem Druck. Fortlaufende Registrierung von arteriellen pO_2-, pCO_2-Werten, intrakraniellem Druck *(ICP)* und Veränderungen der Electrical-power-equivalent-Werte *(EPE)* im α-EEG-Bereich

Unter erhöhtem IOP auf 1,5 at$_a$ und Luftatmung (F_IO_2 = 0,21) fand sich ein Anstieg der elektrischen Hirnaktivität. Der arterielle pO_2-Wert stieg von 80 auf 100 mm Hg an. Der simultan kontrollierte intrakranielle Druck blieb erhöht.

Während der O_2-Atmung (F_IO_2 = 1,0) bei 1,5 at$_a$ stieg jedoch die α- und β-Aktivität deutlich an bei gleichzeitiger Abnahme der δ-Aktivität. Zur gleichen Zeit normalisierte sich der intrakranielle Druck auf Wert um 13 mm Hg bei Anstieg des arteriellen pO_2 auf 720 mm Hg. Die Atmungs- und Kreislaufverhältnisse blieben während der gesamten HBO konstant, ebenso die pCO_2-Werte.

Am Ende dieser HBO, d. h. nach dem Wechsel von O_2- auf Luftatmung unter normobaren Bedingungen, kehrten die EPE-Werte wieder auf leicht erhöhte Ausgangswerte zurück. Der intrakranielle Druck stieg wieder deutlich an, und der arterielle pO_2-Wert fiel wieder auf 100 mm Hg ab.

Zusammenfassend fanden wir während der HBO eine Verbesserung der elektrischen Hirnaktivität mit Normalisierung des intrakraniellen Druckes. Dieser Patient überlebte seine schwere Hirnschädigung und konnte nach 1 Monat in ein Rehabilitationszentrum entlassen werden.

Der Vergleich der randomisierten Patientengruppe, die 48 h ein schweres Schädel-Hirn-Trauma überlebte und ein fortbestehendes MHS zeigte, ergab hinsichtlich der Gruppe A (n = 50), die mit den üblichen Intensivmaßnahmen behandelt wurde, eine signifikante höhere Letalität oder Ausbildung eines

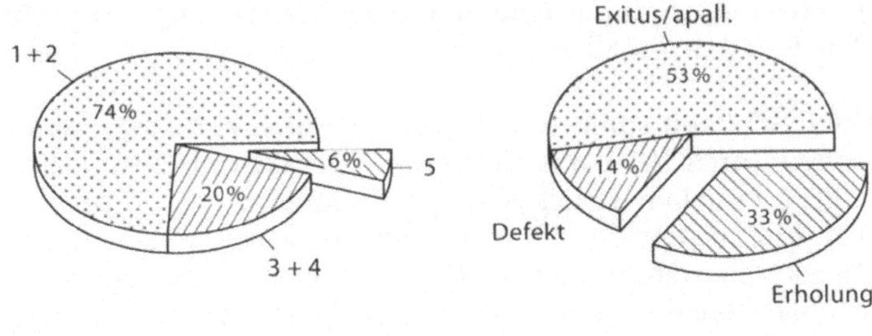

Abb. 8. Darstellung der Überlebensrate von Patienten (n = 99) mit traumatischem schwerem Mittelhirnsyndrom über 12 Tage im Spontanverlauf (Gruppe A, n = 50) unter HBO (Gruppe B, n = 49)

apallischen Syndroms (74 %) bei Abschluß unserer Behandlung im Vergleich zur Gruppe B (53 %), die zusätzlich einer HBO-Serie unterzogen wurde (Abb. 8). Eine Erholung (Grad 5) nach der Glasgow Outcome Scale nach einem Jahr zeigten in der Gruppe A lediglich 6 %, wohingegen sich in Gruppe B 33 % erholten.

Diskussion und Schlußfolgerung

Die fundamentale Bedeutung der ausreichenden Hirn-O_2-Versorgung für den Struktur- und Funktionsstoffwechsel bei der ischämisch-hypoxisch bedingten zerebralen Insuffizienz ist seit langem bekannt [5], so daß der therapeutische Nutzen der HBO auch beim schweren Schädel-Hirn-Trauma und bei zerebrovaskulären Erkrankungen diskutiert wird [2]. Im Tierexperiment konnte unsererseits und von vielen anderen Forschern nachgewiesen werden, daß die frühzeitige Anwendung der HBO bei globaler oder fokaler zerebraler Ischämie die Überlebensrate oder die Erholung von neurologischen Defiziten signifikant beeinflußt [11, 13]. Sicherlich ist diese Therapie bei den Patienten erfolglos, die bereits unter schwerster zerebrovaskulärer Insuffizienz mit ausgedehnten irreversiblen Hirninfarkten leiden. Andererseits lassen sich auch bei Patienten mit deutlichen neurologischen Ausfallerscheinungen Beobachtungen von Befundänderungen machen, die direkt mit der HBO in Verbindung zu bringen sind. Die ebenfalls von anderen Untersuchern reproduzierbar beobachtete Erholung von deutlichen neurologischen Ausfällen während der HBO beim gleichen Patienten bestätigt ebenso unsere Feststellung [2]. Eigene und Untersuchungen anderer Forschungsgruppen an Patienten mit schwerem Hirnödem und erhöhtem Hirndruck zeigen, daß die HBO durch die erreichte Hyperoxie in der Lage ist, eine direkte zerebrale Vasokonstriktion zu bewirken und damit die Hirndurchblutung in Regionen mit erhaltener Autoregulation zu reduzieren, wodurch eine deutliche Reduzierung des erhöhten intrakraniellen Druckes möglich wird bei verbesserter O_2-Versorgung des Gehirns [7].

Die HBO kann somit in bestimmten Fällen ein „inverses Stealphänomen" bewirken durch Vasokonstriktion in O_2-reaktiven Hirnarealen mit Senkung des intrakraniellen Druckes und konsequenter verbesserter Blut- und O_2-Versorgung in betroffenen, nicht mehr reaktiven Arealen.

Die akuten, während der HBO abgeleiteten und nach der HBO z. T. wieder reversiblen Anstiege der elektrischen Hirnaktivität bei einigen unserer Patienten mit erlittenen schweren Schädel-Hirn-Verletzungen oder Schlaganfällen unterstützen die Annahme von noch vorhandenen „Penumbraregionen" im Gehirn, die von einer HBO profitieren können. Hier kann die verbesserte O_2-Gewebsversorgung zu einem Anstieg des oxidativen Gehirnstoffwechsels führen, mit verbesserter Bereitstellung energiereicher Phosphate als Grundlage für die Regeneration geschädigter Hirnareale und die Wiederaufnahme des Hirnfunktionsstoffwechsels mit nachfolgender Besserung eines neurologischen Defizits.

Die beobachtete Zunahme der elektrischen Hirnaktivität mit Besserung von neurologischen Defiziten bei einer Gruppe von Patienten im subakuten postapoplektischen Zustand unter der HBO-Behandlung ist insofern bemerkenswert, als spontane Besserungen schwerer neurologischer Ausfälle in diesem Stadium ansonsten nur selten beobachtet werden [9].

Der vorübergehende Anstieg der elektrischen Hirnaktivität während der HBO und die neurologischen Befundbesserungen nach Abschluß der HBO-Serie weisen hier ebenfalls auf noch vorhandene reversibel geschädigte hypoxische Hirnareale hin.

Unsere Langzeitverlaufsuntersuchung bei einer solchen Patientengruppe bestätigt, daß diese Patienten von einer Bypassoperation profitieren können, wenn sie deutliche Befundbesserungen unter der HBO zeigen [5], d. h. noch erholungsfähige Neuronen im Randgebiet des Hirninfarkts vorhanden sind. Die HBO kann somit neben ihrem therapeutischen Effekt im akuten und postakuten Stadium des Schlaganfalls auch als hilfreich angesehen werden für die Auswahl von Patienten im chronischen Stadium des Schlaganfalls – im Hinblick auf einen revaskularisierenden gefäßchirurgischen Eingriff [8]. Die frühstmögliche kontrollierte Anwendung der HBO beim traumatisch bedingten Mittelhirnsyndrom gibt Hinweise darauf, daß auch in dieser Situation die verbesserte Verfügbarkeit des Sauerstoffs sich positiv auf den klinischen Verlauf und die Prognose eines solchen Patienten auswirkt, da Senkung des Hirndrucks und Vermeidung der Hypoxidose des Mittelhirns Voraussetzung für die Reversibilität des Mittelhirnsyndroms und bisher auf kaum eine andere Art therapeutisch beeinflußbar sind [10].

Zusammenfassend kann der Einsatz der HBO bei der ischämisch-hypoxisch bedingten Energiekrise des Gehirns – sei sie ausgelöst durch eine Hirngefäßobstruktion oder durch eine schwere posttraumatische Hirnschädigung – in der von uns erprobten Anwendungsweise als sinnvolle adjuvante Therapiemaßnahme angesehen werden, da hierdurch die O_2-Spannung im Gewebe um das etwa 7fache angehoben werden kann, was die O_2-Diffusion zu den Randgebieten einer Hirnläsion mit inkomplett geschädigten Neuronen verbessert und reparative Vorgänge begünstigt. Insbesondere läßt sich im akuten Stadium einer Hirnenergiekrise mit Hirnschwellung durch die HBO in gesunden Hirnarealen eine Vasokonstriktion erreichen, die zu einer Hirndrucksenkung führt (inverses Stealphänomen), und eine Optimierung der Substratversorgung des geschädigten Areals ohne schädliche Nebenwirkungen ermöglicht.

Die weitere experimentelle Untersuchung dieser Therapieform und die kontrollierte klinische Anwendung müssen Klarheit darüber schaffen, ob die HBO-Behandlung – auch wenn sie kostenaufwendig und kompliziert erscheinen mag – in Zukunft zur Standardtherapie bei ansonsten kaum therapiebaren Formen der Hirnenergiekrise gehören wird.

Literatur

1. Haldane JS (1985) The relation of the action of carbonic oxide to oxygen tension. J Physiology 18: 201
2. Hemann A, Saltzmann HA, Whalen RE (1966) The use of hyperbaric oxygenation in the treatment of cerebral ischemia and infarction. Circulation 33: 20
3. Holbach KH, Wassmann H, Hohelüchter KL (1976) Reversibility of the chronic post-stroke state. Stroke 7: 296
4. Holbach KH, Caroli A, Wassmann H (1977) Cerebral energy metabolism in patients with brain lesions at normo- and hyperbaric oxygen pressures. J Neurol 217: 17
5. Holbach KH, Wassmann H,m Hohelüchter KL, Jain KK (1977) Differentiation between reversible and irreversible post-stroke changes in brain tissue: its relevance for cerebrovascular surgery. Surg Neurol 7: 325
6. Knapp JP (1981) Neurological response to hyperbaric oxygen a criterion for cerebral revascularization. Surg Neurol 15: 43-46
7. Kohshi K, Yokota A, Konda N, Kinoshita Y, Kajiwara H (1991) Intracranial pressure responses during hyperbaric oxygen therapy. Neurol Med Chir Tokyo 31: 575-81
8. Neubauer RA, Gottlieb SF, Miale A (1992) Indentifikation of hypometabolic areas in the brain using brain imaging and hyperbaric oxygen. Clin Nucl Med 17: 477-81
9. Newman M (1972) The process of recovery after hemiplegia. Stroke 3: 702
10. Rockswold GL, Ford SE, Anderson DC, Bergmann TA, Sherman RE (1992) Results of a prospective randomized trial for treatment of severely brain-injured patients with hyperbaric oxygen. J Neurosrug 76: 929-934
11. Takahashi M, Iwatsuki N, Ono K, Tajima T, Akama M, Koga Y (1992) Hyperbaric oxygen therapy accelerates neurologic recovery after 15-minute complete global cerebral ischemia in dogs. Crit Care Med 20: 1588-94
12. Wassmann H (1980) Quantitative indicators of electrical brain activity changes during hyperbaric oxygenation. Z.EEG EMG 11: 97
13. Weinstein PR, Anderson GG, Telles DA (1987) Results of hyperbaric oxygen therapy during temporary middle cerebral artery acclusion in unanesthetized cats. Neurosurgery 20: 518-24
14. Whalen RE, Saltzmann HA, Holloway DH, McIntosh HD, Sieker HO, Brown IW (1965) Cardiovascular and blood gas responses to hyperbaric oxygenation. Am J Cardiol. 15: 638

Chirurgische Erstbehandlung des schweren offenen und geschlossenen Weichteiltraumas[*]

S. Lipski

Das Thema des Symposiums ist die Behandlung der Gasbrandinfektion. Eine vordringliche Aufgabe von Chirurgen und Unfallchirurgen ist es, das Auftreten dieser Infektion zu vermeiden. Die Infektion mit gasbildenden Bakterien ist sowohl im allgemeinchirurgischen als auch speziell im unfallchirurgischen Krankengut selten, aber in der Regel lebensbedrohend.

Zunächst möchte ich Ihnen kurz unsere klinischen Ergebnisse der letzten 10 Jahre demonstrieren:

Betrachtet man die zurückliegenden 10 Jahre im Krankengut der BBG-Unfallklinik Duisburg-Buchholz, so sind von 1982 bis 1992 insgesamt 25 Fälle mit manifester Gasbrandinfektion dokumentiert.

Die Letalität ist im Vergleich zu früheren Statistiken mit 8 % deutlich zurückgegangen.

Die Altersverteilung in Abb. 1 zeigt einen deutlichen Gipfel in den jungen Jahren der Männer als Ausdruck der vielen Arbeits- und Verkehrsunfälle.

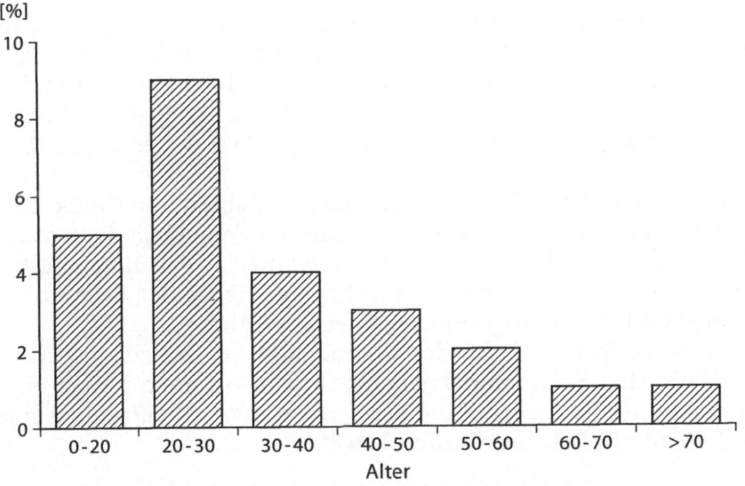

Abb. 1. Altersverteilung (n = 25) der Gasbrandinfektionen

---

[*] Herrn Prof. G. Hierholzer zum 60. Geburtstag gewidmet.

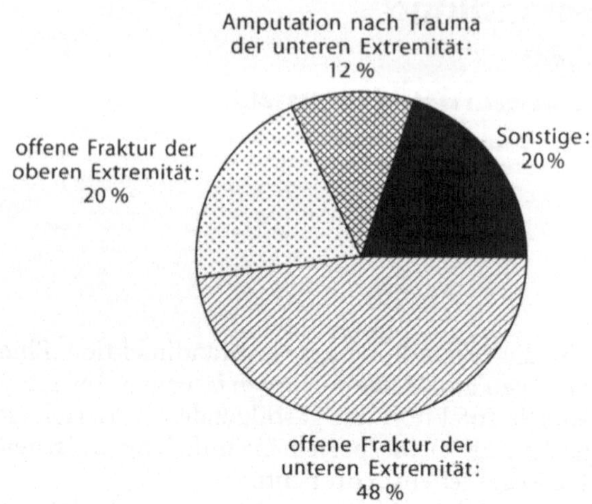

Abb. 2. Verletzungsarten (n = 25)

Mit 75 % aller Fälle ist die Rate der Amputationen nach wie vor hoch – wobei auffällt, daß in fast 2/3 der Fälle, in denen amputiert werden mußte, dies oberhalb des Infektionsherdes erfolgen mußte.

Die Aufschlüsselung der Verletzungsart in Abb. 2 zeigt deutlich das Überwiegen der offenen Fraktur der unteren Extremität, gefolgt von der offenen Fraktur der oberen Extremität und der traumatischen Amputation der unteren Extremität. Unter „Sonstige" sind isolierte Weichteilverletzungen oder Verletzungen des Rumpfes zusammengefaßt.

In unserem Krankengut sind nur 1/4 der Patienten polytraumatisiert, so daß die Schwere der Gesamtverletzung doch offensichtlich weniger ausschlaggebend in der Prognose ist als der lokale Schaden. Die Infektion tritt in der Regel innerhalb der ersten 10 Tage auf, doch wurden auch Spätinfektionen beobachtet. Die Wachsamkeit darf daher auch nach Ablauf der ersten 10 Tage nicht abnehmen.

Um nach diesem kurzen Exkurs mit nüchternen Zahlen zur Klinik und dem Management in der Erstversorgung des schweren Weichteilschadens zu kommen, möchte ich kurz zeigen, daß bei den genannten 25 Fällen manifester Clostridieninfektion die Erstbehandlung in über der Hälfte der Fälle durch einen primären Wundverschluß gekennzeichnet war (Abb. 3).

Aus diesen Erfahrungen und aus der Vielzahl der im Krankengut einer Unfallklinik anfallenden Schwerverletzten hat sich in unserem Hause eine Standardtherapie in der Erstbehandlung des schweren Weichteiltraumas mit und ohne begleitende Knochenverletzung bewährt.

Diese Therapie basiert auf 3 wesentlichen Stützen:
1) dem Débridement,
2) der frühzeitigen externen Stabilisierung,
3) der offenen Wundbehandlung.

Abb. 3. Verteilung der Wund-
behandlungen (n = 25)

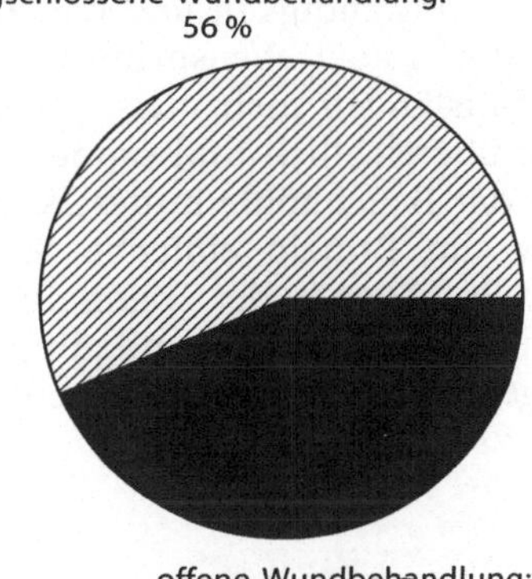

Das Débridement muß u. E. möglichst frühzeitig erfolgen. Es muß im Operationssaal unter sterilen Bedingungen und in Narkose erfolgen. Eine Wundsäuberung in der Ambulanz und mit Lokalanästhesie ist strikt abzulehnen. Darüber hinaus sollte es großzügig sein. Dies bedeutet ein radikales Entfernen des gesamten avitalen Gewebes. Notwendig ist die Revision der Faszienlogen und der tiefergelegenen Muskulatur.

Daran schließt sich bei knöchernen Begleitverletzungen die definitive oder provisorische Stabilisierung mit Fixateur externe an. Bei prekären Weichteilen ist u. E. eine interne Stabilisierung nur in Ausnahmefällen zulässig. Gelenkübergreifende Montageformen zur temporären Arthrodese der betroffenen Gelenke sind mit dem Fixateur einfach und bei der Pflege der Weichteile vorteilhaft.

Demgegenüber beinhaltet ein Gipsverband immer die Nachteile einer unübersichtlichen Wundbehandlung und einer instabilen Frakturimmobilisation. Darüber hinaus findet der Fixateur zunehmen auch ohne begleitende Knochenverletzungen in gelenkübergreifender Montageform Verwendung. Stabilität und Retention sind erfahrungsgemäß zur Sicherung der Weichteile auch ohne Knochenverletzung von Vorteil.

Das dritte Standbein der Erstbehandlung schwerer Weichteilschäden ist die offene Wundbehandlung. An unserer Klinik gilt der Grundsatz: „Offene Wunden bleiben offen".

Damit erfolgt kein Wundverschluß unübersichtlicher oder breit débridierter Wunden. Die primär offene Wundbehandlung mit temporärer Kunsthautdeckung (z. B. Epigard/Procel) mit nachfolgender – verzögerter – Sekundärnaht oder Hautdeckung in die Therapie der Wahl zur Vorbeugung gegen lokale Infektionen, zu denen ja auch die Gasbrandinfektion gehört.

Zu diesem Therapiekonzept gehört zunehmend auch die geplante Weichteilrevision, der sog. „second look". Dieser in der Chirurgie der Peritonitis etablierte Begriff hat auch in die Behandlung des Weichteilschadens Eingang gefunden. Der Operateur, der das erste Débridement durchführt, entscheidet über die Notwendigkeit und den Zeitpunkt der geplanten Revision. Der „second look" findet ebenso im Operationssaal und in Narkose statt. Er wird unter Umständen mehrmals notwendig werden – solange nämlich, bis die Wunde übersichtlich und sauber ist (in Anlehnung an den definitiven Verschluß der Bauchhöhle in der Peritonitischirurgie).

Diese im Prinzip einfache Management der Erstbehandlung schwerer Weichteilschäden in der Traumatologie wird schwere Komplikationen wie die Gasbrandinfektion nicht endgültig ausschalten können, es sollte jedoch dazu beitragen, deren Auftreten auf ein Minimum zu reduzieren.

Intrakranielle Abszesse –
Stellenwert der HBO-Therapie

G. FREY

Intrakranielle Abszesse haben nach Angaben in der Literatur eine Gesamt-
letalität von 10–36 %! Ein Großteil der überlebenden Patienten leidet dauer-
haft an schwerwiegenden neurologischen Defiziten. Als bakterielle Ursache
intrakranieller Abszesse haben sich überwiegend anaerobe Keime (65 % reine
Anaerobier, 25 % gemischte aerob-anaerobe Kulturen) erwiesen. Ausgehend
von einer Einzelfallbeobachtung in unserer Klinik an einer jungen Frau, bei
der wir die HBO-Therapie als Ultima ratio einsetzten und erfolgreich waren,
behandelten wir in der weiteren Folge bis 13 unselektionierte Patienten mit
intrakraniellen Abszessen: neben einer umfassenden Intensivtherapie kalku-
lierter oder gezielter Antibiose und neurochirurgischen Interventionen zusätzlich mit einer HBO-Therapie. Keiner dieser Patienten starb, und nur einer
blieb neurologisch behindert.

Nach eingehendem Literaturstudium sehen wir die Ansatzpunkte für den
Einsatz der HBO-Therapie bei intrakraniellen Abszessen in
- dem direkten bakteriziden Effekt des HBO auf die überwiegend anaerobe
  Flora,
- der Reduktion des begleitenden perifokalen Hirnödems und damit einer
  Senkung eines möglicherweise vitalbedrohlichen, erhöhten intrakraniellen
  Druckes,
- der Verstärkung körpereigener Abwehrmechanismen (Phagozytosefähig-
  keit der Leukozyten, „leukocyte killing activity").
- einer reversiblen Öffnung der Blut-Hirn-Schranke und damit einer besse-
  ren Penetration von Antibiotika in die Abszeßhöhle,
- dem Bedarf verschiedener Antibiotika, z. B. Aminoglykosiden, an einem
  Mindest-Gewebe-O_2-Partialdruck, um eine volle Wirkung erzielen zu können.

Unsere bisherigen, vielversprechenden Ergebnisses sollten auch für andere
hyperbaren Therapiezentren der Anlaß sein, diese Indikation zu übernehmen
und an einer noch zu planenden, prospektiven multizentrischen Studie über
den Stellenwert der HBO-Therapie in der Behandlung intrakranieller Abszesse
teilzunehmen. Dieses Krankheitsbild sollte u. E. als Indikation für die HBO-
Therapie allgemein anerkannt und diese frühzeitig eingesetzt werden.

HBO-Behandlung der akuten CO-Intoxikation

D. Tirpitz

Wenn ein Indikationsgebiet der hyperbaren O_2-Behandlung (HBO) jemals unbestritten war, dann das der akuten CO-Vergiftung. 1962 von Ledingham inauguriert, wird diese Behandlung heute in allen Standardwerken der Intensivmedizin und Toxikologie als Methode der Wahl aufgeführt. In einigen Staate der USA wird die Nichtbehandlung der akuten CO-Vergiftung als Behandlungsfehler juristisch verfolgt. Dieses Vorgehen zeigt den hohen Stellenwert der HBO in den USA bei der Behandlung akuter CO-Vergiftungen.

Die CO-Vergiftung zählt auch heute zu den häufigsten Vergiftungen. Waren vor Jahrzehnten Stadtgas und Ofenheizung als Vergiftungsquellen führend, tritt nun Kohlenmonoxid als primäre Schädigung mit Todesfolge bei Rauchgasvergiftungen in den Vordergrund (Tabelle 1). Immer war CO jedoch ein gefährliches Industriegas. CO-Vergiftungen werden in der BKVO unter der Nr. 1201 als entschädigungspflichtige Berufskrankheit aufgeführt.

CO entsteht bei unvollständiger Verbrennung kohlenstoffhaltiger Substanzen. Es ist nur unwesentlich leichter als Luft und geruchlos. Die toxische Wirkung des Gases liegt in seiner ca. 200fach höheren Affinität zum Hämoglobin als Sauerstoff (Abb. 1). Durch diese kompetitive Hemmung entfällt das Hb als O_2-Transportorgan. Die durch CO-Hb-Bildung entstehende Hypoxämie führt – in Abhängigkeit von der CO-Konzentration in der Atemluft – ab 20 % zu ersten Vergiftungserscheinungen und ab 60 % CO-Hb zum Tode (Abb. 2). Neben der Hypoxämie durch kompetitive Hemmung kommt es zur Links-

Tabelle 1. Folgen von Rauchgasvergiftungen

Primäre	Sofortwirkung – oft letal Kohlenmonoxid, Cyanide	Lebensrettende Sofortmaßnahmen
Postprimäre	Verzögerter Eintritt nach Stunden bis Tagen (Lungenödem (CI-, Nitro-, Schwefelverbindung, Phosgen)	Lungenödem verhindern
Sekundäre	Spätwirkung, oft nach Jahren (Radioaktive Substanzen, Dioxine)	Behandlung nach - Inkorporation nicht mehr möglich

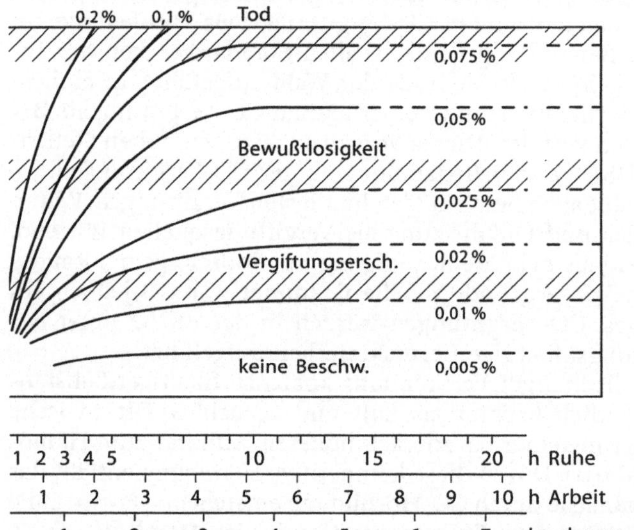

Abb. 1. Bildung des CO-Hb bei CO-Intoxikation

Abb. 2. Klinische Zeichen der CO-Intoxikation in Abhängigkeit von MAK und körperlicher Belastung. (Nach Wirth 1971)

verschiebung der O_2-Dissoziationskurve und damit zu einer verminderten O_2-Abgabe an das Gewebe (Abb. 3). Die Vergiftungsfolgen sind somit in der Hypoxämie und der durch O_2-Abgabeverminderung an das Gewebe entwikkelten Gewebshypoxie begründet. Eine direkte toxische Wirkung ist wohl immer angenommen, bis heute aber nicht nachgewiesen worden. Die Schäden durch akute CO-Vergiftung sind an Organen mit obligat aerobem Stoffwechsel zu finden: am Myokard und im ZNS.

Die Prädilektionsstelle am ZNS ist der Globus pallidus. Seine isolierte Nekrose ist in der forensischen Medizin beweisend für eine CO-Vergiftung.

Die Wirkung des hyperbaren Sauerstoff in der Behandlung der CO-Vergiftung beruht primär auf den Gasgesetzen.

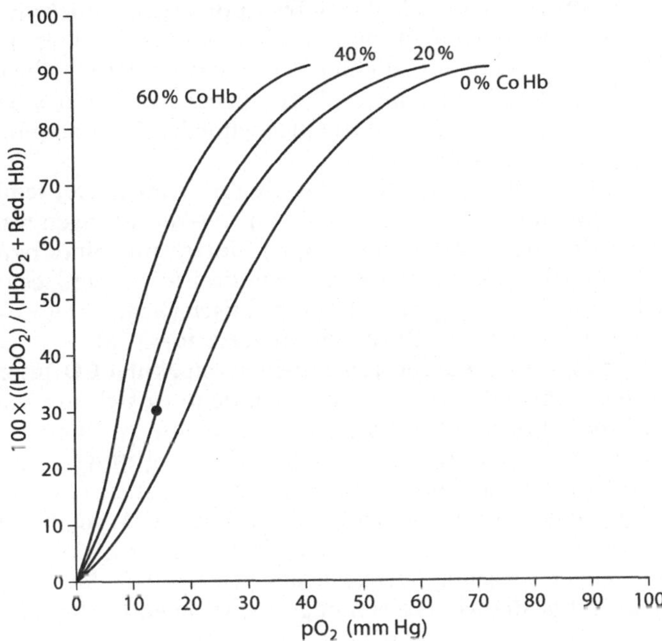

Abb. 3. Verhalten der O_2-Dissoziationskurve unter CO-Einfluß. (Nach Siegenthaler 1973)

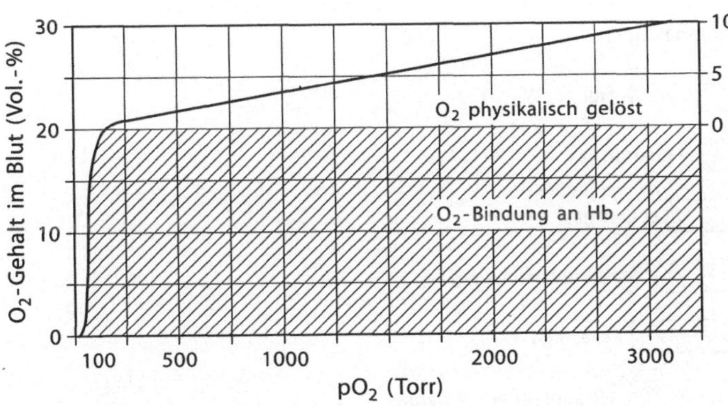

Abb. 4. Henry-Gasgesetz am Modell O_2-Sättigung

Nach Dalton führt die Steigerung des Umgebungsdrucks zu einer linearen Steigerung des Partialdrucks – bei reiner O_2-Atmung in 20 m Tiefe inspiratorisch pO_2 von 3000 mbar (2280 mm Hg) nach Henry kommt es mit steigendem Druck zu vermehrter O_2-Aufnahme im Plasma (bis zu 7 Vol.-% bei 20 m Tiefe; Abb. 4).

Das Hb wird dadurch als O_2-Transportorgan entbehrlich. Die Oxygenation des Plasmas führt wiederum zu einer Rechtsverschiebung der O_2-Dissoziationskurve und damit zu einer Verbesserung der O_2-Abgabe an das Gewebe. Der hohe inspiratorische O_2-Partialdruck von 3000 mbar führt nach dem Gesetz zur *Massenwirkung* zu einer schnellen Verdrängung des CO aus seiner Bindung an das Hämoglobin.

Die Lage unserer Klinik im Duisburger Norden mit seiner Schwerindustrie und dem zu erwartenden Anfall von CO-Vergiftungen war einer der logistischen Gründe zu der 1973 erfolgten Einrichtung eines hyperbaren Therapiezentrums. Die Hochöfen der uns halbkreisförmig umgebenden Industrieeinrichtung entwickeln produktionsspezifisch Gichtgas (Abb. 5) mit einem hohen CO-Gehalt (mittlerer Durchschnittswert 30–35 %).

Von 1973–1992 wurden 406 Patienten mit akuter CO-Intoxikation behandelt. In der Mehrzahl (371 = 91,38 %) handelte es sich um männliche Personen, die ihre Vergiftung bei Arbeiten am Hochofen erlitten. In 22 Fällen (5,42 %) war Wohnungsbrand mit Schwelgas die Vergiftungsursache, in 7 Fällen ein Suizid mit Motorabgasen. In insgesamt 6 Fällen (1,48 %) war Stadtgas die Vergiftungsquelle, wobei trotz des geringen CO-Anteils von nur 5 % die Expositionszeit doch zu einer erheblichen Intoxikation, in 4 Fällen (0,98 %) zum letalen Ausgang führte. Die überwiegende Patientenzahl war männlichen Geschlechts, die Altersverteilung lag zwischen 6 Wochen und 57 Jahren, bei

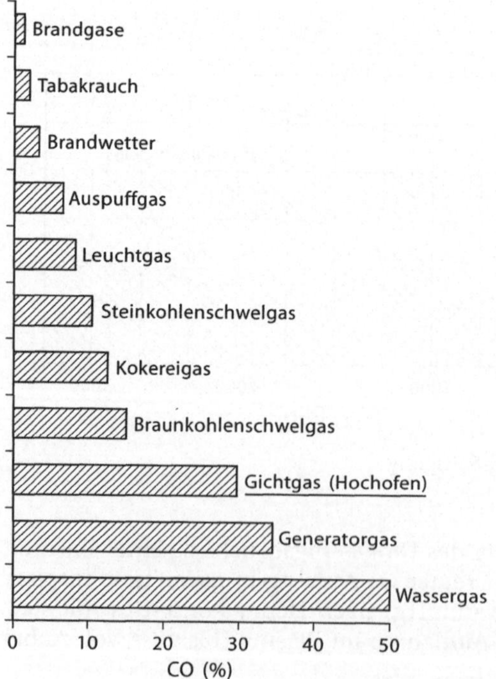

Abb. 5. CO-Vorkommen in der Umwelt

einem Durchschnitt von 36 Jahren. Der CO-Hb-Wert vor der Behandlung lag zwischen 20 und 60 % – die Limitierung von 20 % CO-Hb zur Behandlungsindikation haben wir nach den Ergebnissen aus den USA der letzten Jahre und der Studie von Ducasse et al. (1989) verlassen und richten uns neben der CO-Hb-Bestimmung nach dem klinischen Befund.

Behandelt wurde in der begehbaren Druckkammeranlage. Vor Behandlung wurde je nach Allgemeinzustand und Alter des Patienten eine Grobreinigung durchgeführt (das kirschrote Hautkolorit konnten wir selbst bei CO-Hb-Werten von 40–60 % CO-Hb nicht feststellen), eine Parazentese wurde bei allen somnolenten und bewußtlosen Patienten vorgenommen. In den übrigen Fällen konnten barotraumatische Schäden des Mittelohres durch Führung des Begleitpersonals weitgehend vermieden werden. Die O_2-Atmung setzte allerdings erst nach Erreichen der Behandlungstiefe von 20 m ein.

Seit 1976 wurde allen Patienten mit 20 % Hb vor der HBO 500 ml einer rheologisch wirksamen Substanz indundiert (niedermolekulare Dextrane, jetzt HAES), zur Verbesserung der Mikrozirkulation und für eine vermehrte O_2-Aufnahme (nach Henry). Der Kammerinnendruck wird mit Preßluft aufgebaut, die durchschnittliche Abstiegsgeschwindigkeit betrug 1 m/min bei betont langsamer Drucksteigerung bis auf 6 m (1,6 bar). Sauerstoff wurde über Maske oder Endotrachealtubus im geschlossenen Kreislaufsystem geatmet. Die Behandlungszeit auf Tiefe lag je nach Vergiftungsschwere zwischen 50 und 150 min bei einer durchschnittlichen Behandlungszeit von 70 min. Pausen in der O_2-Atmung haben wir nur in den ersten Betriebsjahren eingehalten, seit 1976 bevorzugen wir die permanente O_2-Atmung bis zum Abschluß der Dekompression. Akute O_2-Intoxikationen haben wir bei der Behandlung von CO-Vergifteten nie beobachtet.

Trotzdem haben wir bei Säuglingen und Kindern die Behandlungstiefe auf 12–15 m limitiert, um der geringeren O_2-Toleranz in dieser Altersgruppe Rechnung zu tragen; die Dekompression wurde über 20 min bei O_2-Atmung durchgeführt. Dekompressionsstufen sind zwar nicht erforderlich, wurden jedoch als zusätzlicher Sicherheitsfaktor eingebaut. 406 Patienten mit akuter CO-Vergiftung wurden behandelt. Nur in 4 Fällen war der Verlauf tödlich (0,98 %). In allen Fällen wurde auch bei aussichtsloser Prognose die HBO versucht. Ein Fallbeispiel soll unser Vorgehen verdeutlichen:

Ein 56jähriger Mann wird nach 24 h in einer geschlossenen Garage von Familienangehörigen bewußtlos aufgefunden. In einem auswärtigen Krankenhaus wird eine Intoxikation unbekannter Ursache angenommen. Alkohol (0,3 ..) und Medikamente scheiden aus. Von einem Zentrallabor wird nach 4 Tagen ein CO-Hb-Wert von 52 % telefonisch durchgegeben. Nach sofortiger Verlegung fand sich ein bewußtloser Patient: unzureichende Respiration bei liegendem Endotrachealtubus, der obere Respirationstrakt mit schaumigem Sekret gefüllt. Kreislaufverhältnisse unauffällig. EKG mit erheblichen Rückbildungsstörungen, schlaffe Parese der Extremitäten. CO-Hb bei Übernahme 8 %. Sofort HBO auf 3 bar über 3 h bei gleichzeitiger kontrollierter Beatmung und Normalisierung des Säure-Basen-Haushalts. Unter der HBO Rückkehr zur Spontanatmung und Extubation. Nach Dekompression betrug der CO-Hb noch 0,3 %. Die neurologischen Kontrollen über 5 Wochen zeigten eine angedeutete Besserung des Reflexgeschehens, die vitalen Funktionen waren nach der HBO ungestört. Im Verlauf der Intensivbehandlung kam es zu rezidivierenden pulmonalen

Infekten, im weiteren Verlauf zum Nierenversagen. Exitus nach 6 Wochen. Der Obduktionsbefund ergab eine isolierte Nekrose des Glosbus pallidus.

Ähnliche Befunde ergaben sich bei den übrigen 3 letal verlaufenden Fällen. Die Behandlung wurde versucht, auch wenn aufgrund des langen Transports nach der Vergiftung eine Restitutio nicht mehr anzunehmen war. Die zentralen Schäden waren irreversibel.

Eine längere Hospitalisierung ist normalerweise nicht nötig. In den ersten beiden Jahren lag sie stationäre Verweildauer noch zwischen 24 h und 14 Tagen. Heute werden diese Patienten, sofern es sich primär um eine CO-Vergiftung handelt und nicht um Rauchgastraumen mit drohendem toxischem Lungenödem, tagesklinisch versorgt. Eine stationäre Behandlung halten wir nicht für erforderlich.

Unsere Überlegungen gingen immer in Richtung auf eine Optimierung der Behandlung. Wir haben dabei in den ersten Jahren 4 Gruppen mit unterschiedlicher adjuvanter Behandlung kontrolliert:
1) HBO ohne adjuvante Medikation über 60 min,
2) HBO ohne adjuvante Medikation über 90 min,
3) HBO mit rheologisch wirksamen Substanzen (HAES 6 %) über 60 min,
4) HBO mit rheologisch wirksamen Substanzen über 90 min.

Als Ergebnis zeigte sich ein signifikant geringerer CO-Hb nach Behandlung mit HAES. Eine wesentliche Ergebnisverbesserung nach längerer HBO als 60 min Isopression konnte jedoch nicht festgestellt werden.

Spätergebnisse liegen uns aus dem Hüttenbereich vor, die Überwachung dieses Patientenguts wurde durch den werksärztlichen Dienst dieses Betriebes durchgeführt (s. dazu auch Beitrag Wiesen).

Komplikationen durch die HBO fanden sich nur in Form von barotraumatischen Schäden der Trommelfelle in 4,2 % der Fälle. Eigenartigerweise – oder vielmehr verständlicherweise – traten sie nur bei ausländischen Arbeitnehmern auf, bei denen eine sachgerechte Führung in der Kompressionsphase aus Verständigungsgründen nicht möglich war. O_2-Intoxikationen als schwerste Komplikation der HBO haben wir in diesem Patientengut nie beobachtet.

Unsere Erfahrungen belegen die Bedeutung der HBO in der Therapie der akuten CO-Intoxikation. Von größtem Wert erscheint und der volkswirtschaftliche Vorteil der schnellen Eingliederung der Patienten in den Arbeitsprozeß ohne bleibende gesundheitliche Schäden. Die Komplikationen durch die Behandlung mit HBO sind zu vernachlässigen, wenn die Folgen der akuten CO-Vergiftung bei Nichtanwendung der HBO, besonders im Zentralnervensystem, bedacht werden. Die von uns früher gesetzte Limitierung von 20 % CO-Hb halten wir nach den vorliegenden Arbeiten von Sloane et al (1989) nicht mehr für gerechtfertigt: Auch Intoxikationen von 10 % entwickelten in der Spätfolge epileptiforme Krankheitsbilder als Folge der zentralen Schädigung. Auch der Hinweis auf normobare O_2-Behandlung ist widerlegt. 1989 haben Ducassé et al. in einer randomierten Studie die Überlegenheit der HBO gegenüber normobarer O_2-Atmung im Hirnszintigramm nachgewiesen. Auf die Risiken der Behandlung wird immer wieder hingewiesen, und ihr Wert wird angezweifelt. Allerdings von Autoren, die über die Essentials des HBO-Management nicht informiert scheinen. Anders kann ich Studien wie die von Krantz et al. (1988) nicht einstufen, die über die konventionelle Behandlung von 79 schweren CO-Vergiftungen berichten, mit einer primären Letalität von 30 % und 14 % bleibenden Hirnschäden nach langer Hospitalisierung.

Auch eine altersbedingte Limitierung halten wir nicht für gerechtfertigt, wie das abschließende Beispiel zeigen soll:

Ein 6 Wochen alter Säugling wird aus einer brennenden Wohnung geborgen. Äußere Zeichen einer thermischen Schädigung fanden sich nicht. Auffällig war der somnolente Zustand des Säuglings. Ein CO-Hb von 41 % wurde festgestellt. Die sofort durchgeführte HBO auf 12 m Tiefe ließ den Knaben schon nach 10 min lebhaft werden, nach 50 min fand sich noch ein CO-Hb von 0,02 % bei einem unauffälligen Kind. Nach Vorstellung in der hiesigen Kinderklinik wurde der Säugling noch am gleichen Tag ohne Folgeschäden entlassen.

Dieses Beispiel, wie auch die Demonstration des letal verlaufenen Falles, zeigen die Überlegenheit der HBO in der Behandlung der akuten CO-Vergiftung, verdeutlichen aber andererseits die Abhängigkeit der Behandlung vom Zeitfaktor. Kritiker in Großbritannien haben darauf hingewiesen (Hadda 1986; Bromme 1988); unsere eigene Erfahrung deckt sich leider mit diesen Ergebnissen: alle letal verlaufenen Fälle kamen zu spät. Diese Tatsache kann jedoch nicht der HBO angelastet werden, sondern nur dem zu geringen Angebot von hyperbaren Therapieeinrichtungen. Ich möchte nicht unbedingt amerikanischen Verhältnissen das Wort reden und die Nichtbehandlung der akuten CO-Vergiftung mit HBO als Behandlungsfehler einstufen; die Nichtberücksichtigung einer solchen therapeutischen Möglichkeit bei entsprechender Logistik halte ich jedoch heute für verantwortungslos. Der Vorwurf eines Übernahmeverschuldens läßt sich nach heutigem Erkenntnisstand nicht widerlegen. Die HBO *ist* die Therapie der Wahl bei akuter CO-Vergiftung.

Literatur

Bromme JR (1988) How urgent is HBO-therapy in CO-poisoning? (Letter). Br J Hosp Med 40: 234

Dönhardt A, Braun W (1973) Vergiftungen. In: Siegenthaler W (Hrsg) Klinische Pathophysiologie, 2. Aufl. Thieme, Stuttgart, S 1021-1023

Ducassé JL, Izard P, Celsis P et al. (1989) Moderate carbone monoxide poisoning: hyperbaric or normobaric oxygenation? Human randomized study with tomographic cerebral blood flow measure. In: Schmutz J, Bakker D (eds) Proceedings of the 2nd Swiss Symposium on Hyperbaric Medicine

Friehs G, Klapp G, Goldmann K, Rader W, Stolze A (1975) Hyperbare Oxygenation in der Klinik; erste Erfahrungen, Zentralbl Chir 100/6: 321-331

Friehs G, Klapp G, Rader W, Schalk H (1977) Anwendungsmöglichkeiten der Sauerstoffbehandlung in der großen hyperbaren Kammer. Med Klin 72/47: 2013-2018

Gilian C, Hanson MB, Slock KW (1967) Hyperbaric oxygenation. Biomed Engeneering: 1-10

Hadda LM (1986) Carbon monoxide poisoning: to transfer or not to transfer? Am Emerg Med 15: 1375

Harms H, Kirsch U (1975) Hyperbare Oxygenation. In Lawin P (Hrsg) Praxis der Intensivbehandlung, 3. Aufl. Thieme, Stuttgart (Nr. 21, S 1-26.6

Hart GB (1973) Hyperbaric oxygenation as clinical therapy: hoax or breaktrought? Proceedings of the San Diego biomedical symposium, vol 12, pp 313-320

Jain KK (1990) Carbon monoxide and other tissue poisons. Hogrefe/Huber, Göttingen/Bern (Textbook of hyperbaric medicine, pp 141-169)

Kindwall EP (1985) Hyperbaric treatment of carbon monoxide poisoning. Am Emerg Med 14: 1233-1234

Krantz T, Thisted B, Ström J et al (1988) Acute carbon monoxide poisoning. Acta Anaesth Scan 32: 278-282

Ledingham Mc A, Sharp CR, Norman JN, Bates EH (1962) Treatment of coal-gas poisoning with oxygen at 2 atmospheres pressure. Lancet I: 816-818

Paulson H (1977) Die hyperbare Sauerstofftherapie. In: Benzer H, Frey R, Hügin W (Hrsg) Lehrbuch der Anästhesiologie, Reanimation und Intensivtherapie, 4. Aufl. Springer, Berlin Heidelberg New York

Roding B, Sluyter ME (1972) Die hyperbare Oxygenation zur Behandlung der Kohlenmonoxidvergiftung. In: Podlesch I (Hrsg) Sauerstoffüberdruckbehandlung, Nr. 66. Springer, Berlin Heidelberg New York

Schuster HP (1991) Klinische Toxikologie – Neue Ergebnisse in der Literatur 1989–1990. Intensivmedizin 28: 56-60

Sloane EP, Murphy DG, Hart R et al. (1989) Complications and protocol considerations in carbon monoxide poisened patients who required hyperbaric oxygen therapy. Am Emerg Med 18: 629-634

Tirpitz D (1977) Wer gehört in die Druckkammer? Medical Tribune 21 a: 40-41

Wirth W, Hecht G, Gloxhuber C (1971) Toxikologie-Fibel, 2. Aufl. Thieme, Stuttgart, S 160-170

Gefährdung durch Kohlenmonoxid aus arbeitsmedizinischer Sicht

K. WIESEN

Eine berufliche Gefährdung durch CO findet sich an außerordentlich vielen Stellen, da sich CO bei unvollständiger Verbrennung von Kohle bzw. kohlenstoffhaltigen Verbindungen bildet. In neueren Statistiken finden sich bei den schweren, stationär behandelten CO-Vergiftungen ca. 2/3 durch berufliche Einflüsse verursachte Vergiftungen.

Während bis 1965, an manchen Orten noch einige Jahre länger, CO als Bestandteil des Stadtgases für Heizanlagen in Technik und Haushalt in höherer Konzentration verwendet wurde, hat es im technischen Bereich heute immer noch in der Chemie eine große Bedeutung. So findet man es als Bestandteil von Synthesegasen, z. B. bei der Herstellung von Alkoholen und Aldehyden. Über Carbonylierungsreaktionen ist es im Einsatz bei Acrylestersynthesen, Essigsäuresynthese und Synthesen höher gesättigter Carbonsäuren, z. B. als Ausgangsprodukte für Harze, Lacke und Kunststoffe.

CO kommt in der Eisen- und Stahlindustrie v. a. im Gichtgas zu 25–30 % sowie in den Kokereigasen zu 15–20 % vor. Da CO hier prozeßspezifisch entsteht und nicht, wie andere Gefahrstoffe, z. B. Asbest, durch weniger gefährliche Stoffe ersetzt werden kann, ist aus arbeitsmedizinischer Sicht besonderer Wert auf Präventivmaßnahmen zu legen. Beschäftigte in gasgefährdeten Bereichen sind mit tragbaren CO-Warngeräten ausgerüstet, die beim Überschreiten eines vorher eingestellten Grenzwertes optisch und akustisch Alarm geben, damit Atemschutzgeräte benutzt werden. Hier stehen zur Auswahl die sog. Filtergeräte oder bei höheren Konzentrationen oder unbekannten Gasbestandteilen sog. umluftunabhängige Geräte, z. B. Preßluftatmer oder Regenerationsgeräte.

Eine relativ häufige Gefährdung besteht auch durch Rauchgase bei Zimmerbränden und bei der Brandbekämpfung durch Grubenwetter sowie durch Schwelgase der Deponien.

Insbesondere der Tabakrauch stellt als langfristige Belastung eine wesentliche CO-Gefährdung dar. Die mittlere Konzentration liegt beim Rauchen von 15–20 Zigaretten um 5–7 % CO-Hb bei 30–70 Zigaretten zwischen 11 und 21 % CO-Hb.

Das reine CO-Gas ist farb-, geruch- und geschmacklos. Sein spezifisches Gewicht ist etwas geringer als das spezifische Gewicht der Luft, daher wird es sich nicht, wie z. B. CO_2, am Boden eines Raumes sammeln, sondern im

Bereich der Decke. Von dort aus kann es z. B. in höher gelegene Räume diffundieren.

Die CO-Aufnahme erfolgt inhalativ, die Ausscheidung zu 96–99,5 % über die Lunge. Die restlichen Prozente verteilen sich auf den Metabolismus zu CO_2 und die Ausscheidung über physikalisch gelöstes CO in Körperflüssigkeiten.

CO hat eine etwa 250fach höhere Affinität zum Hämoglobin als Sauerstoff. Bei der Verbindung von CO mit Hämoglobin entsteht Karboxihämoglobin. Dieses Karboxihämoglobin entfällt für den O_2-Transport; damit ist die totale O_2-Transportkapazität des zirkulierenden Blutes reduziert.

Ein weiterer Faktor, der sich negativ auf die O_2-Transportkapazität des Blutes auswirkt, ist die Linksverschiebung der Dissoziationskurve des O_2-Hämoglobins. Dadurch wird bei gleicher O_2-Sättigung des Blutes der O_2-Partialdruck vermindert. Außerdem verbinden sich etwa 20 % des aufgenommenen CO mit Myoglobin der Skelett- und Herzmuskulatur zu Karboximyoglobin; zusätzlich verbindet sich ein Teil mit Enzymen der Atmungskette, insbesondere mit der Zytochromoxidase A 3 und Zytochrom P 450. Dadurch wird die Zellatmung geblockt und eine zelluläre Hypoxie hervorgerufen.

Der Einfluß des CO auf Enzyme der Atmungskette erklärt die seit langem gemachte Beobachtung, daß der CO-Hb-Spiegel nicht grundsätzlich mit dem klinischen Bild des Patienten übereinstimmt. Langzeiteinwirkungen von niedrigen CO-Mengen führen zu einer kompletten Ausschaltung der Zytochromoxidasen, der Patient befindet sich dann in einem tiefen Koma mit ausgeprägter Acidose, obwohl nur ein vergleichsweise niedriger CO-Hb-Spiegel vorliegen kann.

Die CO-Absorption wird durch die körperliche Aktivität des Patienten beeinflußt. Bezogen auf den Ruhezustand ist die CO-Absorption unter körperlicher Arbeit um den Faktor 3 höher, d. h. Arbeiter, die eine körperliche schwere Arbeit ausüben, sind stärker gefährdet als diejenigen, die körperlich leicht arbeiten.

Zu den Symptomen der CO-Vergiftung möchte ich nur einige Eckdaten nennen, da sehr starke individuelle Schwankungen bestehen können.

Bei 10–20 % CO-Hb treten Kopfschmerzen, Belastungsdyspnoe sowie gelegentlich Hautrötungen auf. Bei 20–30 % CO-Hb verstärken sich die Kopfschmerzen, Belastungsdyspnoe besteht bereits bei mäßiger körperlicher Belastung, außerdem treten Konzentrationsstörungen und Schwächegefühl auf. Bewußtlosigkeit tritt bei etwa 50–60 % CO-Hb auf; bei Werten über 65 % tritt ohne Behandlung sehr schnell der Tod ein.

Besonders empfindlich reagiert das Herz auf die Einwirkung von CO. Das Bindungsvermögen der Herzmuskulatur für CO zu Karboximyoglobin liegt, wie erwähnt, um den Faktor 3 als das Bindungsvermögen der Skelettmuskulatur. Außerdem ist die Dissoziation des Karboximyglobins sehr viel langsamer als die des CO-Hb. DIE EKG-Veränderungen sind vielfältiger Natur, man sieht z. B. St-Senkungen, Vorhofflimmern, Blockbilder, Extrasystolen sowie andere Arrhythmien.

Eine adäquate Therapie der CO-Vergiftung kann nur erfolgen, wenn die Diagnose rechtzeitig gestellt wird. Die Diagnose läßt sich in fast allen Fällen durch Erhebung der Eigen- bzw. Fremdanamnese, des klinischen Status sowie durch die leicht durchzuführende Bestimmung des CO in der Exspirationsluft schon am Notfallort stellen. Dabei ist besonderer Wert auf die Erhebung der Arbeitsanamnese zu legen.

Bei Verdacht auf CO-Intoxikation bzw. auch andere Gasvergiftungen ist der Patient unter entsprechenden Schutzmaßnahmen für die Rettungsmannschaften aus dem CO-Bereich zu bergen; d. h. die Rettungsmannschaften dürfen sich nur unter Benutzung von umgebungsluftunabhängigen Atemschutzgeräten, also Preßluftgeräten oder Regenerationsgeräten, in den Gefahrenbereich begeben. Es sind genügend Fälle bekannt, wo sich Ersthelfer erheblich in Gefahr brachten, weil sie im Interesse einer schnellen Bergung auf Atemschutzgeräte verzichteten.

Nach Entfernung aus dem Gasbereich tritt sofort eine langsame Dissoziation des CO vom Hb ein, bei erhaltener Spontanatmung wird das CO abgeatmet. Die Halbwertszeit des CO-Hb beträgt bei reiner Luftatmung etwa 250 min, unter 100 % Sauerstoff 1 h 20 min sowie unter 100 % O_2-Atmung mit 2 bar (300 kPa) Druck 23 min.

Diese Zahlen zeigen, wie wichtig die sofortige Zufuhr von reinem Sauerstoff, insbesondere in Form der hyperbaren Oxygenation, bei CO-Vergiftungen ist. Durch Einführung der Überdruckkammer konnten im Gegensatz zu konventionellen Therapieformen die Krankheitsverläufe sowie die Dauer der stationären Behandlung erheblich verkürzt werden (s. auch den Beitrag Tirpitz in diesem Band). Insgesamt wird die Dauer der Arbeitsunfähigkeit gegenüber früher deutlich reduziert.

Zur Anwendung der HBO-Therapie beim akuten Knalltrauma

M. Pilgramm

Einleitung

Trotz großangelegter Aufklärungsbemühungen [9] und verschärfter Gehörschutzmaßnahmen stellt das akute Knalltrauma immer noch ein sehr großes Problem sowohl bei der Bundeswehr als auch in der Industrie und im Freizeitsport dar. So ereignen sich im Bundeswehralltag etwa 40 Knalltraumen pro Arbeitstag. Nur etwa 50 % der geschädigten Patienten such die ärztliche Behandlung auf, da es leider vielerorts immer noch nicht schicklich erscheint, sich mit eingeschränktem Gehör und störendem Hochtinnitus behandeln zu lassen. Bei etwa 50 % der ärztlich erfaßten Patienten erholt sich das Gehör spontan, so daß etwa 10 behandlungsdürftige Knalltraumen pro Arbeitstag bei einer etwa gleich hohen Dunkelziffer resultieren.

Die Erstversorgung übernimmt meist der Truppenarzt, ein häufig junger Kollege, der dieser Situation direkt nach dem Studium ausgesetzt ist und sich innerhalb kürzester Zeit mit der Vielfalt der bisher bestehenden Therapievorschläge auseinandersetzen muß. So steht bei der Akutbehandlung des Knalltraumas die Nulltherapie im Raum [3], ferner kommen die Behandlung mit niedermolekularen Infusionen [4, 6] und den Markt immer mehr beherrschenden vasoaktiven und stoffwechselaktiven Substanzen in Betracht [2, 5] sowie apparativ aufwendige Methoden wie die Oyxkarbontherapie [8] und die HBO-Therapie [10]. Um den Truppenarzt eine Therapieempfehlung geben zu können, haben wir in 10 kontrollierten, größtenteils doppelblind durchgeführten Studien 2 rheologisch wirksame Substanzen sowie 6 vasoaktiv bzw. stoffwechselaktiv wirksame Präparate und die hyperbare Oxygenation getestet und sie gegen eine Nullgruppe verglichen. Ziel dieser Arbeit war es, die akute Knalltraumabehandlung innerhalb der Bundeswehr sowie im Bereich der häufig hinzugezogenen zivilen Fachkollegen zu vereinheitlichen.

Material und Methoden

Patientengut

Ein großer Vorteil bei der Gruppe der 500 untersuchten Soldaten bestand darin, daß es sich um ein sehr homogenes Patientengut handelte, da sich

eine knalltraumatische Erstschädigung meist im Rahmen des Grundwehr-
dienstes ereignet. Bei den durchwegs männlichen Patienten lag somit ein
Durchschnittsalter von 21,2 (2,4) Jahren, ein Durchschnittsgewicht von 75,3
(11,4) kg und eine Durchschnittskörpergröße von 178,6 (7,1) cm vor. Alle 20
Einzelgruppen wichen von diesen Mittelwerten nur minimal ab und waren
somit statistisch gesehen gut vergleichbar.

Verwendete Substanzen

a) Dextran 40 (Thomaedex ^{R})
b) Hydroxyäthylstärke 40/0,5 (Expafusin^R)
c) NaCl 0,9 %
d) Betahistin (Vasomotal^R)
e) Naftidrofurylhydrogenoxalat (Dusodril^R)
f) Vinpoctin
g) Pentoxifyllin (Trental^R)
h) Flunaricin (Sibelium^R)
i) Benyclam (Fludilat^R)
k) spezifische Innenohrregenerese (AU 4^R)
l) hyperbare Oxygenation (Druckkammer)
m) Placebo (Glucose; oral, i. m. , i. v.)

Studien

Studie 1: Dextran 40 gegen NaCl 0,9 % (n = 30/30)
Studie 2: Dextran 40 gegen Hydroxyäthylstärke 40/0,5 (n = 20/20)
Studie 3: Dextran 40 plus Placebo gegen Dextran 40 plus Bethahistin
          (n = 30/30)
Studie 4: Dextran 40 plus Placebo gegen Dextran 40 plus Naftidrofurylhy-
          drogenoxalat (n = 30/30)
Studie 5: Dextran 40 plus Placebo gegen Dextran 40 plus Vinpocetin
          (n = 40/40)
Studie 6: Dextran 40 plus Placebo gegen Dextran 40 plus Pentoxifyllin
          (n = 20/20)
Studie 7: Dextran 40 plus Placebo gegen Dextran 40 plus Flunaricin
          (n = 20/20)
Studie 8: Dextran 40 plus Placebo gegen Dextran 40 plus Fludilat
          (n = 20/20)
Studie 9: Dextran 40 plus Placebo gegen Dextran 40 plus Regeneresen
          (n = 10/10)
Studie 10: Dextran 40 gegen Dextran 40 plus HBO (n = 29/31)

Therapieschemata

Studie 1: Täglich 500 ml Infusion über 10 Tage
Studie 2: Täglich 500 ml Infusion über 10 Tage
Studie 3: Täglich 500 ml Infusion über 10 Tage, 42 Tage 24 mg Betahistin
          bzw. Placebo oral

Studie 4: Täglich 500 ml Infusion über 10 Tage plus 600 mg (15 ml) Nafti-
          drofurylhydrogenoxalat bzw. Glucose i. v., 32 Tage 600 mg Nafti-
          drofurylhydrogenoxalat bzw. Placebo oral
Studie 5: Täglich 500 ml Infusion über 10 Tage plus 40 mg Vinpocetin bzw.
          Glukose i. v.
Studie 6: Täglich 500 ml Infusion über 10 Tage, 42 Tage 1200 mg Pentoxifyllin
          bzw. Placebo oral
Studie 7: Täglich 500 ml Infusion über 10 Tage, 42 Tage 10 mg Flunaricin
          bzw. Placebo oral
Studie 8: Täglich 500 ml Infusion über 10 Tage, 42 Tage 300 mg Bencyclan-
          hydrogenfumart bzw. Placebo oral
Studie 9: Täglich 500 ml Infusion über 10 Tage, 6 Ampullen Innenohrrege-
          nerese bzw. Placebo i. m. (Tag 1, 3, 5, 7, 9, 10)
Studie 10: Täglich 500 ml Infusion über 10 Tage, 10 Druckfahrten unter hy-
          perbaren Bedingungen (täglich 1 h 100 % Sauerstoff 1,5 bar Über-
          druck)

Studienausschlußkriterien

Die Spontanerholung beim akuten Knalltrauma ist erfahrungsgemäß sehr
hoch (etwa 50 %). Wir waren daher bemüht, durch strenge Ausschlußkriterien
nur Patienten in die Studie aufzunehmen, die keine Spontanerholungsten-
denzen innerhalb der ersten 72 h nach Knallereignis zeigten.

Die Kriterien im einzelnen:
a) Knalltrauma länger als 48 h zurückliegend.
b) Hörverlust von 40 dB in keiner Frequenz erreicht.
c) 24 Stunden nach Einlieferung ins Krankenhaus ohne Therapie kein Hörverlust von 40 dB in einer Frequenz mehr nachweisbar bzw. Besserung
   von über 20 dB in einer Frequenz.
d) Vorausgegangene Knalltraumen.
e) Mittelohrbeteiligung im Sinne eines Explosionstraumas oder sonstige
   Schalleitungskomponenten.
f) Bekannte Allergien gegen Volumenersatzstoffe.
g) Bedenken des Taucherarztes.

Studiendurchführung

Alle Patienten, die nicht ausgeschlossen wurden, wurden randomisiert dem
nächst anstehenden Therapieschema zugeführt. Die Studien 1–3 sowie 10 wurden randomisiert kontrolliert, die Studien 4–9 doppelblind durchgeführt.
    Alle Soldaten wurden nach ihrem 10tägigen stationären Aufenthalt noch
für 10 Tage krank geschrieben sowie 3 Monate vom Schießen und Sprengen

und 4 Wochen vom Außendienst und Sport befreit. Während der ambulanten Phase (Tag 11–42) wurde eine viermalige Wiedervorstellung vorgeschrieben.

Die in Studie 10 durchgeführten täglichen Kammerfahrten wurden durch die Abteilung X. Anästhesie und Intensivmedizin am Bundeswehrkrankenhaus Ulm (Dr. Frey und Mitarbeiter) täglich, auch an Wochenenden durchgeführt.

Ergebnisse

Ursachen der Knalltraumaentstehung

Die knalltraumatische Erstschädigung wird in 63 % der Fälle durch den Umgang mit dem Gewehr G 3 verursacht. Außer dem Maschinengewehr (14 %) spielen die übrigen Waffensysteme eine untergeordnete Rolle. Die hohe Zahl der Knalltraumaschädigungen durch das Gewehr G 3 kommt dadurch zustande, daß jeder Soldat an dieser Waffe ausgebildet werden muß und diese Waffe sehr häufig in Bewegung eingesetzt wird, wobei nicht selten der Gehörschutz nicht benutzt wird bzw. verloren wird.

Hörverlust

Bei 500 knalltraumatisch geschädigten Patienten, die keine Tendenz zur Spontanerholung zeigten, wurde die Mittelwertkurve des Hörverlustes der Eingangsuntersuchung berechnet (Abb. 1). Dabei zeigt sich ein deutliches Maximum des Hörverlustes bei 6 kHz. Während bei den Patienten, die eine Spontanerholung zeigten, der Hörverlust häufig erst bei 4 und 6 kHz beginnt, lag bei den Patienten, die keine Spontanerholung zeigten, ein größerer Schaden mit Höreinbußen schon bei 2 und 3 kHz vor. Die Mitteilung erfaßt das jeweilige geschädigte bzw. schwerer geschädigte Ohr. Wenn keine Beidseitigkeit vorlag, war meistens das linke Ohr betroffen.

Tinnitus

Die Häufigkeit einer Tinnitussymptomatik bei den 500 an einem akuten Knalltrauma erkrankten Soldaten am Tag der Einlieferung stellt sich wie folgt dar (Spontanerholung meistens ausgeschlossen):
-   2 % kein Tinnitus,
- 24 % Tinnitus auf dem rechten Ohr,
- 49 % Tinnitus auf dem linken Ohr,
- 25 % Tinnitus beidseitig.

Bei 98 % der Studienpatienten lag ein Hochtinnitus mit 5–10 dB über der Schwelle bei 4 kHz oder 6 kHz vor. In der überwiegenden Mehrzahl der Fälle

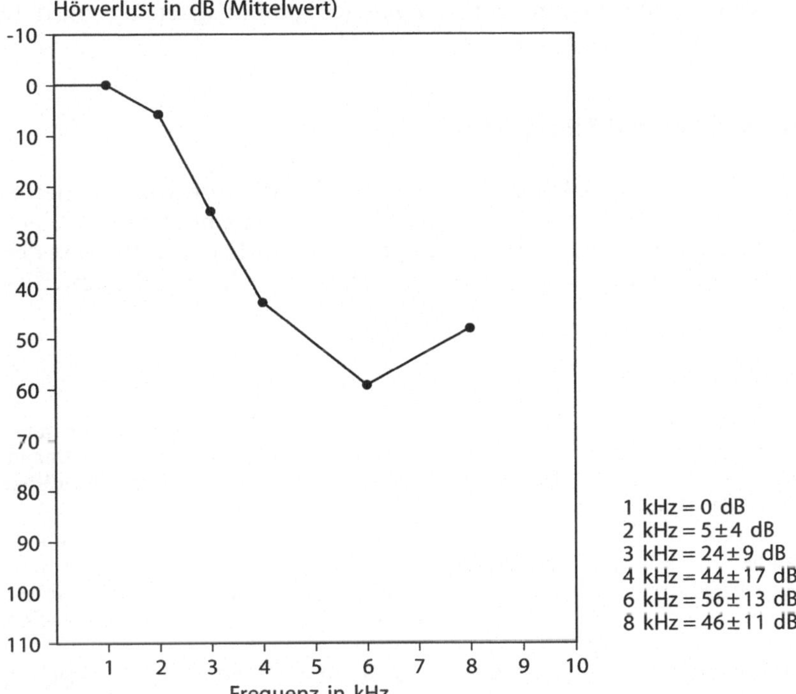

Abb. 1. Mittelwertkurve von 500 akut knalltraumatisch geschädigten Innenohren. Tonschwellenaudiometrische Messung bei stationärer Aufnahme. Spontanerholung weitgehendst ausgeschlossen

(49 %) wurde über einen linksseitigen Tinnitus geklagt. Dieser ist unseres Erachtens dadurch bedingt, daß es sich bei den geschädigten Soldaten meist um Rechtshänder handelt und somit einerseits der rechte Oberarm den rechten äußeren Gehöhrgang schützt, andererseits der im Bereich der Schulter angelegten Gewehrkolben oft durch den Druck den knorpligen Teil des äußeren Gehörgangs einengt.

Spontanerholung

Im Rahmen einer 4jährigen Untersuchung wurden 1182 Soldaten mit akuter knalltraumatischer Erstschädigung in die stationäre Behandlung eingewiesen. Davon zeigten 567 Soldaten die Tendenz zur Spontanerholung (siehe Studienausschlußkriterien). Sie wurden einer stationären Behandlung unterzogen. Die Behandlungsergebnisse fanden jedoch bei der Studienaufbereitung keine Berücksichtigung. 115 Soldaten konnten aufgrund anderer Studienausschlußkriterien nicht in die Studie aufgenommen werden.

Bei der Untersuchung von 1182 geschädigten Soldaten lag somit die Spontanheilungstendenz bei 48 %.

Hörgewinn und Tinnitusentwicklung

In Tabelle 1 sind die Hörgewinne bzw. die Tinnitusabnahmen in den einzelnen Studien bezüglich des stationären wie auch des ambulanten Verlaufs dargestellt. Bei der Berechnung der Hörgewinne wurde der Mittelwert der gewonnenen dB Zahl bei 3, 4, 6 und 8 kHz gemittelt und die jeweilige Stand-

Tabelle 1. Mittlere Hörgewinne mit Standardabweichung und Tinnitusabnahme nach Abschluß der stationären und ambulanten Phase in den 10 unabhängig voneinander durchgeführten Studien. Die Hörgewinne wurden als Mittelwert der Hörverlustdifferenzen bei 3, 4, 6 und 8 kHz berechnet

Studie	Hörgewinn [dB] nach 10 Tagen		Hörgewinn [dB] nach 42 Tagen		Tinnitus-änderung [%] nach 10 Tagen	Tinnitus-änderung [%] nach 42 Tagen
1 Dextran	25,3	6,2	25,9	4,2	66	69
NaCl	14,6	4,8	15,7	5,1	27	24
2 Dextran	24,2	4,3	27,6	4,7	80	80
Hydroxyäthylstärke	21,0	5,1	24,8	3,4	70	80
3 Dextran + Placebo	26,7	3,1	28,1	4,0	63	66
Dextran + Betahistin	18,9	4,2	18,7	3,1	39	36
4 Dextran + Ülacebo	24,1	3,4	26,2	2,5	54	54
Dextran + Naftidrofuryl	28,5	3,2	29,3	2,3	47	54
5 Dextran + Placebo	26,4	4,1	25,8	1,8	80	75
Dextrna + Vinpocetin	24,1	2,9	24,8	3,1	70	72,5
6 Dextran + Placebo	23,6	3,9	24,2	2,6	75	65
Dextran + Pentoxifyllin	26,1	4,2	28,0	1,6	60	65
7 Dextran + Placebo	23,8	5,8	24,6	2,2	55	65
Dextran + Flunaricin	21,6	3,6	22,0	3,5	50	50
8 Dextran + Placebo	23,1	6,4	24,6	7,2	62	50
Dextran Benyclam	24,9	3,8	25,8	5,7	36	64
9 Dextran + Placebo	24,2	2,6	24,1	3,4	70	60
Dextran + Regeneresen	24,6	1,9	25,2	4,3	60	70
10 Dextran	26,9	5,3	27,4	6,2	65	69
Dextran + HBO	35,7	4,6	35,7	3,7	82	93

ardabweichung berechnet. Die Tinnitusbeeinflussungen wurden nur dann registriert, wenn das Ohrgeräusch verschwunden war.

Folgende Teilergebnisse halten wir für wichtig:
a) Zwischen Dextran 40 und Hydroxyäthylstärke 40/0,5 gibt es bezüglich Hörgewinn und Tinnitusbeeinflussung keine signifikanten Unterschiede.
b) Die NaCl-Gruppe schneidet in allen geprüften Parametern statistisch signifikant (p ,001) gegenüber der Dextrangruppe in Studie 1 sowie gegenüber allen anderen Gruppen schlechter ab.
c) Keine vasoaktive bzw. stoffwechselaktive Substanz kann als Zusatztherapie den Erfolg der niedermolekularen Monotherapie statistisch signifikant verbessern.
d) Die Substanz scheint einen dextrinhemmenden Einfluß zu besitzen.
e) Als absolut beste Therapiekombination bezüglich Hörgewinn und Tinnitusbeseitigung hat sich die Infusionstherapie in Verbindung mit der hyperbaren Oxygenation herausgestellt. Bei einer durchschnittlichen Schädigung von 43 12 dB in den hohen Frequenzen und nahezu 100 %iger Tinnitussymptomatik kommt es durch niedermolekulare Infusionen mit oder ohne vasoaktive bzw. stoffwechselaktive Substanzen nach 6 Wochen zu einem durchschnittlichen Hörgewinn von 25 4 dB und einer durchschnittlichen Tinnitusbeseitigung von 64 dB. Dieser Therapieerfolg kann durch die Kombination mit der hyperbaren Oxygenation noch massiv verbessert werden. Demgegenüber zeigt die NaCl-Gruppe einen Hörgewinn von 16 5 dB bei der durchschnittlichen Tinnituszusatzaufhebung.

Schwindelgeschehen

Bei 4 der 500 Patienten konnte bei der stationären Aufnahme ein Reiznystagmus zum geschädigten Ohr gemessen werden. In keinem Fall war dieser am 4. Therapietag sowohl objektiv alsauch subjektiv noch verifizierbar.

Zwischenfälle

Bei der Gabe von 4319 Dextrainfusionen kam es bei 3 Fällen während der Gabe von Promit und bei 1 Fall der 3. Infusion zu anaphylaktoiden Erscheinungen wie Blutdruckabfall, Schweißausbruch und Tachykardie, welche durch Gabe von Antihistaminika sowie Kortison schnell beherrscht werden konnten. Bei der Gabe von 231 Hydroxyäthylstärkeinfusionen beobachteten wir bei 1 Fall während der 8. Infusion allergische Erscheinungen wie Hautrötung und massiven Juckreiz. Auch diese Erscheinungen konnten innerhalb weniger Stunden beherrscht werden. Bei 3 der 20 mit Hydroxyäthylstärke behandelten Patienten zeigte sich im Zeitraum zwischen dem 8. Behandlungstag und dem 21. Tag nach stationären Entlassung ein Pruritus im Bereich der Lumbal-, Sakral- und Analregion. Dieser Juckreiz, der teilweise sehr belastend war, hielt zwischen 4 und 27 Wochen an. Anfänglich therapeutische Bemühungen mit Kortison, Antihistaminika oder Psychopharmaka waren erfolglos. Aufgrund unserer therapeutischen Hilflosigkeit suchten diese Patienten einen Homöopathen auf, der zur Anwendung von lauwarmen Schwefelbädern riet. Diese Maßnahme zeigte überraschenderweise bei nahezu allen der an durch Hydroxyäthylstärke bedingtem Pruritus leidenden Patienten einen positiven therapeutischen Effekt.

Bei den 310 Kammerfahrten (personenbezogen) zeigte sich in 2 Fällen die Entwicklung eines Mittelohrbarotraumas. In beiden Fällen konnte durch das Einlegen eines Paukenröhrchens die Kammertherapie fortgesetzt werden.

Diskussion

Aufgrund der Tatsache, daß es sich bei den erstmals knalltraumatisch geschädigten Patienten um meist noch sehr junge Männer handelt, die nach Abschluß ihres Wehrdienstes ein Studium oder weitere Tätigkeit im erlernten Beruf anstreben, sollte größter Wert darauf gelegt werden, die Folgen eines Knallschadens in den ersten Stunden, in denen dies noch möglich ist, zu beheben bzw. die Knalltraumaprophylaxe zu verstärken.

Aufklärungsmittel steht ausreichend zur Verfügung. Was die Benutzung des Gehörschutzes angeht, so ist sicherlich noch kein optimaler Zustand erreicht, da zu häufig noch bei Schießübungen aus mannigfaltigen Gründen auf das Tragen verzichtet wird bzw. bei Bewegungsübungen der Gehörschutz aus dem äußeren Gehörgang herausfällt. Bei der Akutbehandlung verläßt man sich vielerorts noch zu sehr auf die mögliche Spontanerholung. Ohne Zweifel ist der Prozentsatz der Spontanerholung hoch, unserer Erfahrung nach ist es jedoch nicht möglich, aufgrund eines Tonschwellenaudiogramms zu entscheiden, ob es sich um einen spontan erholenden oder behandlungsbedürftigen Schaden handelt. Der hohe Anteil von Spontanerholungen ist auch der Grund dafür, daß in anderen Studien bessere Hörgewinne erzielt wurden bzw. der Einsatz einer NaCl-Therapie für möglicherweise sinnvoll erachtet wurde. Ebenso wurde bisher zuviel Wert auf die Behebung der Hochtonperzeptionsschwerhörigkeit gelegt und der Tinnitus häufig zu sehr vernachlässigt. Das lästige Hochtonpfeifen ist es aber, welches den Patienten beeinträchtigt und zum Arzt führt, der Hörverlust spielt meist erst bei multipel knalltraumatisch Geschädigten eine entscheidende Rolle. Die Therapie des Knalltraumas ist bisher ebenso wie die des Hörsturzes polypragmatisch. Im Gegensatz zum Hörsturzklientel bestand bei den knalltraumatisch geschädigten Patienten der Vorteil, daß ein großer Teil von ihnen in den letzten Jahren in einer Klinik beobachtet und therapiert werden konnte. Durch strenge Auswahlkriterien konnte erreicht werden, daß ein einheitliches, statistisch vergleichbares Patientengut zur Verfügung stand. Niedermolekulare Dextraninfusionen sind schon seit längerem als potentes Therapeutikum bekannt [4, 6]. Aufgrund der außer der Innenohrbeschädigung meist guten Gesundheit der jungen

Soldaten scheint der Einsatz auch durchaus gerechtfertigt. Der Vorteil gegenüber einer alleinen NaCl-Therapie wurde aus den Ergebnissen unserer Studie klar ersichtlich. Als Nachteilig hat es sich jedoch erwiesen, daß zum einen anaphylaktoide Erscheinungen nicht auszuschließen sind [1], und zum anderen bei einem nicht kleinen Teil von Patienten der Hochtinnitus auch nach der Therapie noch persistiert. Daher testeten wir die ebenso rheologisch wirksame Hydroxyäthylstärke, von der wir uns trotz unterschiedlicher rheologischer Einflüsse [7] neben einer Wirkung am Innenohr [11] auch eine geringe Nebenwirkungsrate erhofften [13]. Das Ergebnis unserer Studie zeigt, daß Hydroxyäthylstärke am Innenohr etwa die gleiche Wirkung wie Dextran erreichen kann, allergische Komplikationen jedoch auch nicht ausgeschlossen sind und nicht selten der in der poststationären Phase auftretende Juckreiz zum großen therapeutischen Problem führt.

Ein weiterer Versuch zur Verbesserung der klinischen Ergebnisse stellte der Einsatz vasoaktiver bzw. stoffwechselaktiver Substanzen dar, da diese Therapeutika sich im Rahmen anderer Innenohrerkrankungen wie z. B. beim Hörsturz [12, 14] mehrfach bewährt hatten. Leider mußten wir feststellen, daß die bei uns benutzten Substanzen keinen statistisch signifikanten Mehrerfolg erbrachten. Der Grund dafür ist sicherlich einerseits in der guten, wenn auch nicht voll zufriedenstellenden Wirkung der niedermolekularen Substanzen zu suchen, andererseits könnte bei den zwei bekannten Schädigungsmechanismen bei hohen Schalleinwirkungen am Innenohr der akustisch-mechanische Mechanismus gegenüber dem vaskulär-methabolischen Folgeschaden überwiegen.

Da es beim längerzeitigen Einsatz vasoaktiver bzw. stoffwechselaktiver Substanzen auch nicht selten zu unangenehmen Nebenerscheinungen wie Hautjucken, Magenbeschwerden, Kopfschmerzen etc. kommt, lehnen wir die getesteten Stoffe als Zusatztherapie ab. Ebenso scheint uns eine intravenöse Therapie mit diesen Substanzen in Verbindung mit einer NaCl-Infusion aufgrund der häufig peripher gefäßeschädigenden Wirkung sowie der ebenso nicht auszuschließenden anaphylaktoiden bzw. allergischen Komponente als nicht sinnvoll.

Der größte therapeutisch Erfolg konnte jedoch bei der Kombination Infusion plus HBO erzielt werden. Dieses Therapieverfahren ist aufwendig und personalintensiv, minimiert die Spätschäden aber massiv. Der Einsatz der hyperbaren Oxygenation ist in der Bundesrepublik nur begrenzt möglich, da es gegenüber anderen Ländern noch zu wenige Behandlungseinrichtungen gibt. Die Ergebnisse unserer Studie zeigten jedoch, daß sich die hyperbare Oxygenation bei Sofortbehandlung des akuten Knalltrauma bewährt hat. Liegt ein nicht akutes Krankheitsgeschehen vor, sollte man momentan vom Einsatz dieser Therapieform noch abraten.

Zusammenfassend raten wir bezüglich der Erstbehandlung des akut knalltraumatisch geschädigten Patienten zur schnellen kontrollierten Einleitung einer niedermolekularen Dextran- bzw. Hydroxyäthylstärkeinfusionstherapie, die stationär 10 Tage durchgeführt werden sollte. Bei stärkerer Schädigung mit Gehörverlust von über 20 dB bei 2 und 3 kHz sollte gleichzeitig eine

Überweisung in ein Zentrum, in dem die Möglichkeit der hyperbaren Sauerstoffmedizin besteht, eingeleitet werden, da sich diese Therapieform mehr als die Oxycarbontherapie als Zusatzbehandlung zur Infusionstherapie besonders bei der Behandlung des Hochtontinnitus als vorteilhaft erwiesen hat [10].

Zusammenfassung

In 10 unabhängig voneinander, größtenteils doppelblind, jeweils randomisiert durchgeführten Studien wurden bei 500 Patienten, die an einem akuten Knalltrauma erkrankt waren, 2 rheologisch wirksame, 9 vasoaktive bzw. stoffwechselaktive Substanzen sowie die hyperbare Oxygenation gegenüber einer Nullgruppe (NaCl) verglichen. Die Spontanerholung wurde weitgehendst ausgeschlossen.

Folgende Substanzen kamen zum Einsatz: Dextran 40, Hydroxyäthylstärke 40/0,5, Naftidrofurylhydrogenoxalat, Vinopectin, Betahistin, Pentoxifyllin, Flunaricin, Bencyclan, Regeneresen AU 4, hyperbarer Sauerstoff sowie NaCl 0,9 %.

Bezüglich der erreichten Hörgewinne und beobachteten Tinnitusveränderungen sind folgende Ergebnisse von Wichtigkeit:
- Alle Prüfgruppen sind in Kurz- und Langzeittherapie der Nullgruppe (NaCl) überlegen.
- Die rheologisch wirksamen Substanzen zeigen untereinander keinerlei statistisch signifikante Unterschiede.
- Keine vasoaktive oder stoffwechselaktive Substanz verbessert als Zusatztherapie die Ergebnisse der rheologischen Monotherapie.

Die hyperbaren Oxygenation in Verbindung mit einer niedermolekularen Infusionstherapie führt zu den statistisch signifikant besten Ergebnissen bezüglich Minderung des Hörverlustes und Tinnitusbeseitigung.

Das akute Knalltrauma sollte somit rheologisch wirksam in Verbindung mit einer hyperbaren Oxygenation behandelt werden. Vasoaktive- bzw. stoffwechselaktive Substanzen sind nicht notwendig.

Literatur

1. Arzneimitteltelegramm 9 (1985): 73
2. Eibach H, Börger U (1979) Akutes akustisches Trauma: Die therapeutische Wirksamkeit von Bencyclan im kontrollierten klinischen Vergleich. HNO 27: 170
3. Eibach H, Börger U (1980) Therapeutische Ergebnisse in der Behandlung des akuten akustischen Traumas. Arch Otorhinolaryngal 2226: 177
4. Jakobs P, Martin G (1977) Die Behandlung knalltraumatischer Innenohrschäden mit Dextran 40. HNO 25: 349

5. Jakobs P, Martin G (1977) Klinischer Vergleich der Monosubstanzen Dextran 40 und Xanthinol-Nicotinat in der Therapie des Knalltraumas. Laryngol Rhinol Otol 556: 860
6. Kellerhals B (1972) Acoustic trauma und cochlear microcirculation. Acta Otorhinolaryngol 18: 249
7. Kiesewetter H, Jung F, Blume J, Bulling B, Franke R (1986) Vergleichende Untersuchung von niedermolekularen Dextran- oder Hydroxyäthylstärkelösungen als Volumenersatzmittel bei Hömodilutionstherapie. Klin Wochenschr 64: 29
8. Lesoine W (1983) Das Knalltrauma – neue Gesichtspunkte zur Therapie. Laryngol Rhinol Otol 62: 555
9. Pilgramm M (1983) Knalleffekt. Aufklärungsfilm der Bundeswehr 12 Medienzentrale der Bundeswehr, Bonn
10. Pilgramm M, Schumann K (1985) Hyperbaric oxygen for acute acoustic trauma. Arch Otorhinolaryngol 241: 247
11. Pilgramm M, Vestner HJ, Schuman K (1986) Niedermolekulare Hydroxyäthylstärke oder niedermolekulares Dextran bei akuten Innenohrerkrankungen. Laryngol Rhinol Otol 65: 377
12. Riedel U, Hilger II, Zalmeisen W (1974) Erkrankungen von Cochlea und Vestibularapparat als Folge von Durchblutungsstörungen: Bedeutung von Dusodril in der Ohrenheilkunde. Therapiewoche 39: 4303
13. Ring J, Meßmer K (1977) Infusionstherapie mit kolloidalen Volumenersatzmitteln. Anästhesist 26: 279
14. Wissen I, Aziz MY (1981) Erfahrungen in der Therapie der akuten Innenohrschwerhörigkeit und mit niedermolekularem Dextran, Pentoxifyllin und Nikotinsäure. Laryn Rhinol Otol 60: 361

Bedeutung des hyperbaren Sauerstoffs bei der Therapie des Dekompressionsunfalls

U. van Laak

Zur Einführung in die behandelte Materie soll der folgende Fallbericht dienen:

Am 5. Mai behandelten wir einen Taucher, der 5 Tage zuvor über 55 Minuten 25 Meter tief getaucht war. Als einzige Besonderheit war starke Strömung aufgefallen. Direkt nach dem Auftauchen bemerkte er Geschmacksstörungen. 12 Stunden danach traten Muskelkater und schmerzbedingte Bewegungseinschränkungen der unteren Extremitäten auf. Nach weiteren 24 Stunden deutliche Verschlechterung über Kraftminderung, Sensibilitätsausfälle, inkomplette Tetraparese, so daß Gehen allein nicht mehr möglich war. Sämtliche bildgebenden Verfahren waren unauffällig.

Unter der Arbeitsdiagnose eines schweren neurologischen Dekompressionsunfalls erhielt der Patient erstmalig 5 Tage nach Ereignis uns insgesamt 30 HBO-Einzelbehandlungen unter stationären Bedingungen.

Der Verlauf in Stichworten:

08. Mai   grobe Kraft wesentlich verbessert
10. Mai   Schritte ohne Hilfe möglich
14. Mai   Treppensteigen möglich
22. Mai   Zehenspitzengang möglich
07. Juni   subjektiv und objektiv nur noch minimale Einschränkungen

Schmerzsymptome oder neurologische Ausfälle nach Tauchunfall (Dekompressionskrankheit, Überdehnung der Lunge) erfordern die sofortige Rekompressionstherapie in einer Behandlungsdruckkammer – kombiniert mit der Atmung von reinem Sauerstoff. Sowohl beim kommerziellen Tauchen, sehr viel häufiger aber beim Sporttauchen scheitert der Beginn kausaler Therapie zu häufig an falschem Notfallmanagement, nicht vorhandenen Behandlungseinrichtungen, vorzeitig abgebrochenen Therapieserien oder verzögerter Diagnosestellung.

Ein Verzug beeinflußt die Prognose der neurologischen Ausfälle allerdings entscheidend günstig. Unabhängig von der Dauer dieses Intervalls muß die Therapie mit HBO immer versucht werden, weil Besserungen auch nach Ablauf von Monaten wahrscheinlich sind.

Unfälle in typischen Sporttaucherparadiesen gehen schon aus logistischen Gründen mit der Gefahr unzureichender Behandlung einher.

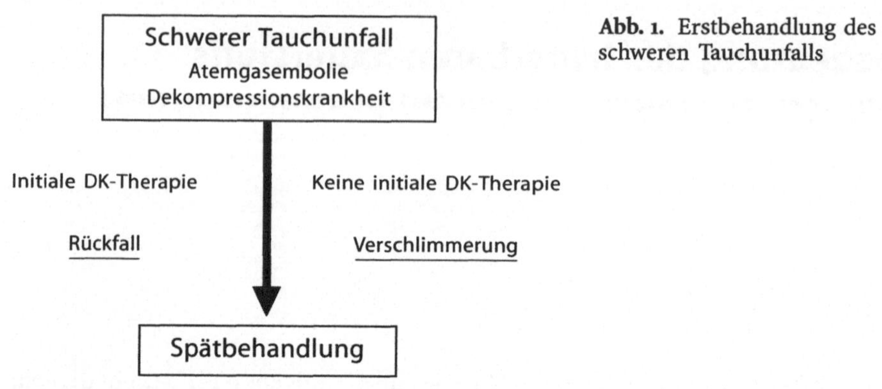

Abb. 1. Erstbehandlung des schweren Tauchunfalls

Aber auch für das initiale Management im medizinisch gut versorgten Tauchgebiet gilt: Die Maßnahmen während der ersten Minuten durch den Ersthelfer (z. B. Tauchpartner) sind für die weitere Entwicklung weichenstellend.

Spät- und Langzeittherapie von Tauchunfällen kann sowohl bei Rückfällen nach initialer Behandlung als auch nach anfangs nicht oder nur unzureichend behandelter Dekompressionserkrankung erfolgreich eingesetzt werden (Abb. 1).

Spätestens 4 h nach Auftreten von Stickstoffblasen im Blut reagieren Blutbestandteile mit dem „Fremdkörper Blase". Es kommt zu einer Organisation zum festen Komplex.

Die Definition „Spättherapie" umfaßt somit alle Fälle von Atemgasembolie und/oder Dekompressionskrankheit ohne HBO-Therapie innerhalb der ersten 4 h oder jeden Rückfall nach initialer HBO-Therapie. Typische Beispiele aus der Statistik von DAN (Divers Alert Network) zeigen, daß wir es in aller Regel mit „Spätbehandlungen" zu tun haben werden.

Pathophysiologischer Hintergrund des Dekompressionsunfalls

Gasblasen in Arteriolen von Gehirn und Rückenmark blockieren die Perfusion (Abb. 2). Der zunehmend organisierte Komplex aus Blase („bubble"), Eiweißumhüllung und Thrombozytenaggregationen resultiert innerhalb kürzester Zeit in einer Störung der Blut-Hirn-Schranke. Es entsteht ein vasogenes perifokales Ödem. Dadurch werden die Ischämieareale vergrößert (Abb. 3).

Im Gegensatz zu anderen traumatisch bedingten Schädigungen des ZNS sind sensible und motorische Ausfälle wegen des erheblichen Begleitödems ausgeprägter, als es den ischämischen Bereichen entsprechen würde.

Hier liegt ein ischämischer Ring um ein geschädigtes Zentrum vor, welcher aus funktionslosen, aber lebensfähigen, hypoxischen, aber nicht anoxischen,

Abb. 2. Pathophysiologie
der schweren Dekompressionskrankheit (DCS II)

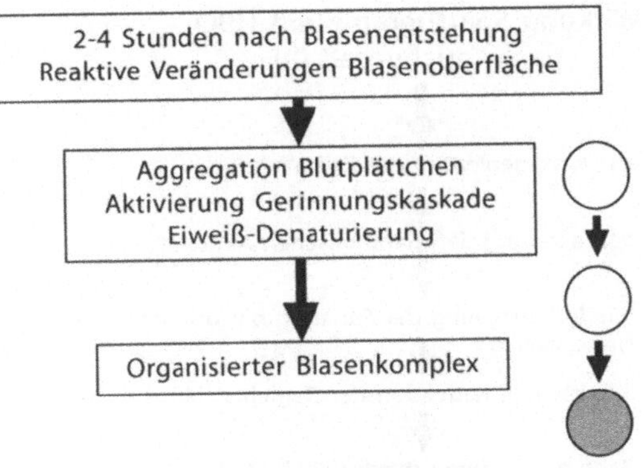

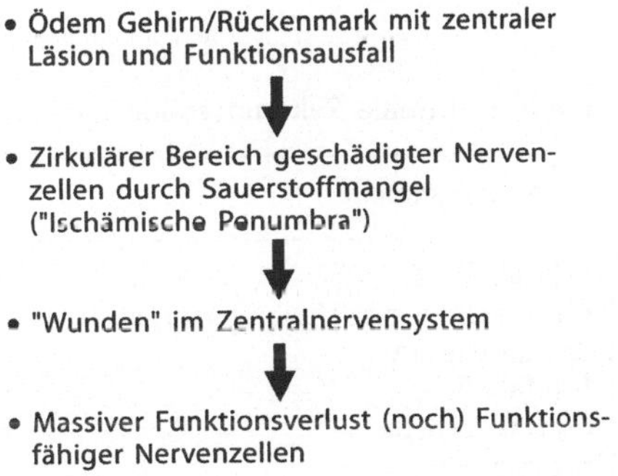

Abb. 3. Wirkung der Gasblasenver-
schlüsse im zentralen Nervensy-
stem nach Dekompressionskrankheit

auf eine maximale Reduktion des Stoffwechsels geschalteten Nervenzellen
besteht.

Das moderne Therapiekonzept

Die hyperbare O_2-Therapie von Tauchunfällen hat neben der Zerstörung möglicherweise auch noch nach Tagen persistierender Gasblasenkomplexe auch
– und m. E. ganz besonders – Eingrenzung und Verkleinerung dieser Ödem-
bereiche zum Ziel (Abb. 4).

Nach Tauchunfall finden weltweit am häufigsten die US-Navy-Tabelle 6
mit oder ohne Verlängerungen oder eine ihrer zahlreichen Äquivalente Anwendung, auch die Tabelle 6a hat noch ihren Stellenwert (s. Tabelle 1). Das
gilt auch für die Spättherapie.

Dabei ist die Tabelle aus Abb. 5 ohne Zweifel für die Masse der Erstbe-
handlungen indiziert, für die Spät- und Langzeittherapie eignet sie sich wegen
der hohen UPTD nicht oder nur für den 1– bis 2 maligen Einsatz.

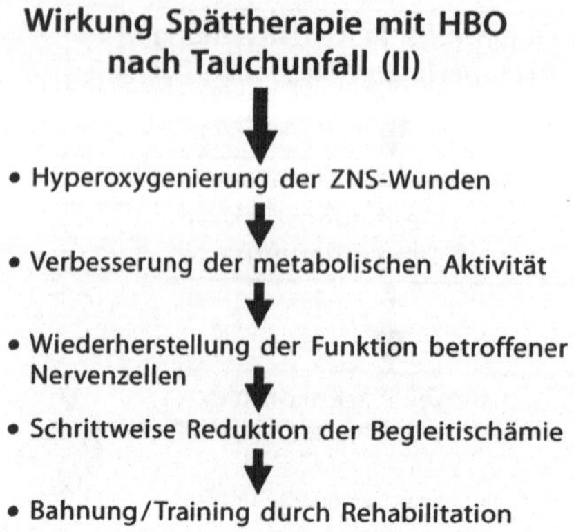

**Wirkung Spättherapie mit HBO
nach Tauchunfall (II)**

Abb. 4. Therapeutischer Ansatz
der HBO bei schwerer zentraler
Dekompressionskrankheit

• Hyperoxygenierung der ZNS-Wunden

• Verbesserung der metabolischen Aktivität

• Wiederherstellung der Funktion betroffener
Nervenzellen

• Schrittweise Reduktion der Begleitischämie

• Bahnung/Training durch Rehabilitation

Tabelle 1. Initiale Rekompression nach Tauchunfall (Daten aus 1988 [n = 135])

Behandlungstabelle	Häufigkeit
USN Tabelle 6	90
USN Tabelle 6 mit Verlängerungen	47
USN Tabelle 6A	24
USN Tabelle 5	118
Kindwall-Tabelle	10
Hart-Tabelle	10
14 m/90 min	10
USN Tabelle 4	4
10 m/120 min	1
COMEX 30	1
RN 71	1
Andere	19

Bis 1984 haben auch wir am Schiffahrtsmedizinischen Institut der Marine zur Spätbehandlung Standardtabellen eingesetzt. In der Regel wurden damals mehrfach Tabelle-6-Äquivalente verwendet, teils mit Verlängerungen und Mischgaseinsatz (Nitrox 50/50).

Gegenwärtig anerkannte Konzepte zur Spättherapie sind die wiederholte Anwendung von Standardtabellen, Sättigung in Luft, Heliox-Sättigung und Langzeitbehandlung mit HBO (Tabelle 2). Dabei bestimmen Ausrüstung und personelle Ressourcen eines Therapiezentrums die Optionen.

Sättigungsmethoden sind sehr aufwendig. Sie werden nur an wenigen Zentren in Europa eingesetzt werden können, wenn konventionelle Methoden wirkungslos geblieben sind. In einzelnen Fällen wurden beachtliche Späterfolge erzielt.

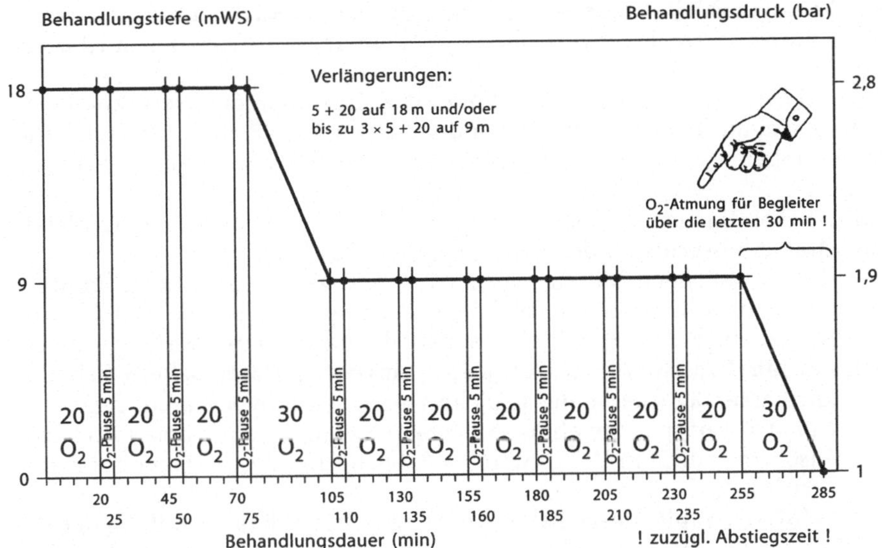

Abb. 5. Rekompressionsbehandlung mit O_2-Atmung entsprechend Zeile 6 der Austauch-tabelle (modifiziert)

Tabelle 2. Gegenwärtig anerkannte Konzepte zur Spätbehandlung der Dekompressionskrankheit und Atemgasembolie

Behandlungskonzept	Dauer der Behandlung
Wiederholte Standardtabellen	Mehrere Tage – 1/2 Behandlungen/Tag
	Tage – 1 (2) Wochen
Helioxsättigung	Wochen
Wiederholter HBO	Monate – 1/2 Behandlungen/Tag

Die Infrastruktur der meisten Einrichtungen erlaubt gegenwärtig nur die Therapie mit HBO. Sie ist im Notfall in nahezu jeder Druckkammer möglich und hält die Anforderungen an Material und Personal in Grenzen.

Spätestens für die Langzeitbehandlung empfiehlt sich – nicht zuletzt wegen der Anforderungen an begleitende krankengymnastische Maßnahmen – die Verlegung in ein klinisches hyperbares Zentrum.

Am Institut haben wir in den vergangenen 10 Jahren 16 Patienten definitionsgemäß mit hyperbarem Sauerstoff spätbehandelt. Das Intervall bis zum Beginn der Behandlung betrug mindestens 6, längstens 27 Tage. Es wurden mindestens 6, längstens 60 aufeinanderfolgende Einzelbehandlungen eingesetzt. In einem Fall Behandelten wir einen klassischen Rückfall, in den anderen Fällen initial entweder unzureichend oder überhaupt nicht behandelte Patienten.

Zur Therapie führende Symptome der Dekompressionserkrankungen reichten von muskulärer Schwäche und sensiblen Ausfällen bis hin zum kompletten hohen Querschnitt mit zerebraler, zerebellärer und spinaler Beteiligung.

Alle Behandlungen ergaben beachtliche, von Tag zu Tag zu beobachtende klinische Verbesserungen der neurologischen Ausfälle.

In den vergangenen Jahren haben wir – wie gegenwärtig noch immer – folgendes Behandlungsschema für die Spättherapie eingesetzt: Initial wurde bei allen Patienten eine Standardtabelle 6 oder 6a, auch mit Verlängerungen, auch mit Mischgaseinsatz (Nitrox 50/50), eingesetzt. Daran schloß sich eine anfänglich 2mal tägliche, später tägliche Therapie mit hyperbarem Sauerstoff an, für die wir seit 1984 zunehmend flachere Tiefen, nämlich unser Problemwundenschema auf 14 m WT anwenden (Abb. 6) und deren Dauer am Erfolg orientiert ist.

Die HBO-Therapie dieser Patienten ist ganz besonders zu Anfang der Behandlung häufig Intensivmedizin an schwerstkranken Patienten in der Kammer mit allen daraus folgenden Konsequenzen.

Während der stationären Pflege begleiten von Anfang an gezielte Rehabilitationsmaßnahmen die Therapie. Aber auch unter Druck wird kontinuierlich mit dem Patienten trainiert. Dabei fällt auf, daß während der HBO-Behandlungen Fertigkeiten bestehen, die normobar erst nach Tagen erreicht werden. Hier funktionieren offenbar gestörte Hirnareale kurzzeitig wieder und erholen sich im Zuge der Behandlungsserie zum Teil komplett.

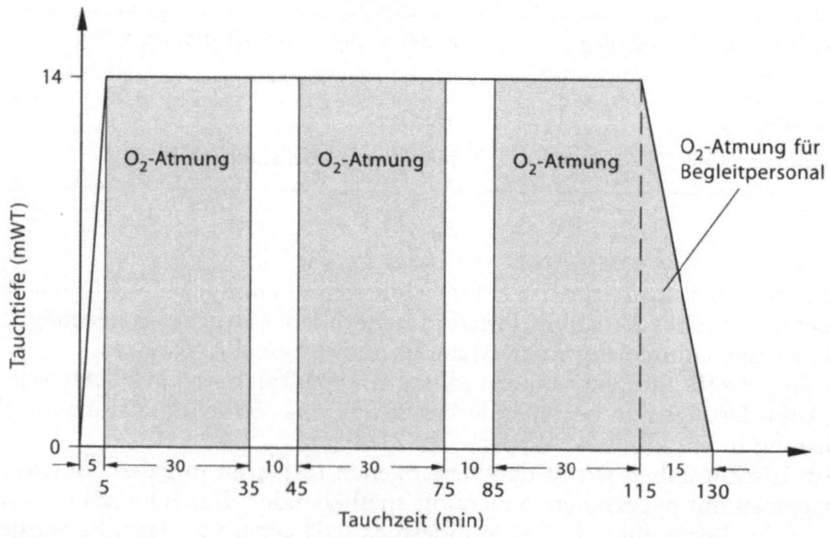

Abb. 6. HBO bei Problemwunden (im Gegensatz zu Dekompressionsunfällen)

Die Behandlungstherapie wird erst dann beendet, wenn der Zugewinn neurologischer Funktionen keine meßbaren Steigerungen mehr bringt. Die stationäre Rehabilitation im Spezialkrankenhaus schließt sich an.

Ich habe hier dem Anlaß entsprechend den HBO in den Vordergund gestellt. Er ist beim Tauchunfall, wie Sie wissen, ein Muß – und das so schnell wie irgend möglich. Dies überall in der Welt ohne Verzug sicherzustellen, hat sich DAN zur Aufgabe gemacht – nicht zur Hauptaufgabe, denn die besteht in der Prophylaxe.

Entsprechend den CPR-Guidelines von 1986 strebt DAN einen als O_2-Anwender ausgebildeten Sporttaucher an, der bei den leistesten Symptomen nach Unfall im Wasser sofort normobaren Sauerstoff mit den unterschiedlichen Systemen sicher applizieren kann. Der Auswascheffekt von Stickstoff aus dem Körper beeinträchtigt die Blasengenese und das Blasenwachstum. Normobarer Sauerstoff kann beim stark beeinträchtigten Tauchunfallopfer Leben retten.

DAN ist davon überzeugt, daß die großzügige Anwendung normobaren Sauerstoffs vor Ort und beim Transport den Erfolg der HBO-Therapie nach Tauchunfall weiter optimiert.

Weitere Fallbeschreibungen

Fall 1

Ein 33jähriger Minentaucher führte einen Taucheinsatz auf 42 m WT über 15 min Dauer mit Atemluftgerät durch. Austauchstufen gemäß Tabelle wurden eingehalten. Am Vorabend außergewöhnliche Erschöpfung nach extremem Krafttraining.

Auf der 3m-Stufe beim Auftauchen bereits gürtelförmiger Schmerz im Lendenbereich, kurz nach Verlassen des Wassers Parästhesien von den Fußsohlen bis hinauf zu beiden Leisten. Der Soldat erreichte kurz darauf die Druckkammer in unverändertem Zustand. Selbständiges Gehen war problemlos möglich. Unter der Diagnose einer neurologischen Dekompressionskrankheit behandelten wir entsprechend Tabelle 6. Gegen Ende der Behandlung bestand nach wie vor eine beidseitige periphere Dysästhesie der unteren Extremitäten.

6 Stunden später kam es zu einem bedrohlichen Rückfall, vermutlich durch Entwicklung eines erheblichen progredienten reaktiven Ödems. Der Allgemeinzustand war kritisch bei kompletter Paraparese der Beine, Blasen- und Mastdarmlähmung.

Die nachfolgende Therapie bestand initial aus einer Kombination der Tabellen 4 und 6a mit Nitrox 50/50-Atmung bei 6–2,8 bar, gefolgt von 11 HBO-Behandlungen (2,4 bar).

Im Verlauf kam es zur nahezu vollständigen Wiederherstellung: Der Bodybuilder konnte die wieder erreichte Kraft seiner unteren Extremitäten auf 90 % des Ausgangswertes beziffern. 2 Jahre nach dem Ereignis bestanden noch milde Dysästhesien wechselnder Intensität (Beine).

Fall 2

Ein 20jähriger Sporttaucher erlebte bei unauffälligem Tauchgang im sicher nicht dekompressionspflichtigen Bereich eine Atemgasembolie beim Aufstieg mit sofortiger Blackout über kürzere Zeit und nachfolgender kompletter Paraparese. Erst 17 Stunden nach dem Unfall erfolgte noch am Urlaubsort eine erste Druckkammerbehandlung nach US-Navy-

Tabelle 4, ohne hyperbaren Sauerstoff, ohne jeden Erfolg. Nach Repatriierungsflug unverändertes Bild, zusätzlich Blasen- und Mastdarmlähmung, schwere depressive Symptomatik.

Am 3. Tag nach dem Unfall begannen wir die Spät- und Langzeittherapie mit einer maximalen verlängerten Tabelle 6, gefolgt von 51 HBO-Behandlungen auf 14 m WT an aufeinanderfolgenden Tagen.

Im Verlauf dieser Therapie – ergänzt durch die zuvor beschriebenen Maßnahmen,
- konnte der Patient nach der 1. Behandlung die Beine von der Unterlage heben,
- nach einer Woche geringe Mengen Urin und Stuhl spontan abgeben,
- nach 4 Wochen erstmalig aufstehen und einige Schritte gehen,
- nach 5 Wochen ohne Hilfe kleinere Gänge erledigen,
- nach 6 Wochen frei über 500 m Distanz gehen und schließlich nach 2 Jahren und mehreren Rehabilitationsmaßnahmen mit leicht ataktischem Gang einem nahezu normalen Berufsleben nachgehen.

Die beiden Fallbeschreibungen zeigen einmal beispielhaft einen typischen Rückfall bzw. eine Progredienz durch Spätödem und zum anderen einen komplizierten Verlauf nach ausgedehnter Hirn- und Rückenmarkschädigung. Beide Fälle verdeutlichen die prinzipiell bestehende Chance zur Wiederherstellung der Funktionen auch bei komplizierten Verläufen.

Zusammenfassung

Nach Dekompressionsunfall kommt es zu Ödembereichen im ZNS mit zentral gelegener Läsion, umgeben von funktionsbeeinträchtigten Neuronen. Es handelt sich um multiple Wunden im ZNS. Diese Bereiche sind sehr wohl lebensfähig, allerdings hypoxisch. Ihre metabolische Aktivität wird durch tatsächliche Erhöhung des pO_2 im Blut bei hyperbarer Oxygenation gesteigert. Das Begleitödem wird Schritt für Schritt abgebaut, die Leistungsfähigkeit der Zellen verbessert, die Funktionen teilweise oder ganz wiederhergestellt. Bahnung und Trainingseffekt durch rehabilitative Therapie sind wichtiges Standbein begleitender und nachfolgender Therapie. Normobarer Sauerstoff charakterisiert das korrekte Management unmittelbar nach dem Tauchunfall. Er sollte immer zur Verfügung stehen und von jedem Taucher angewendet werden können.

Forensische Probleme bei der HBO-Therapie

R. Urban

Die forensischen Probleme bei der HBO stellen sich zunächst grundsätzlich nicht anders als bei anderen ärztlichen Tätigkeiten dar. Auch dieser therapeutische Ansatz bedarf, um nicht als Körperverletzung im Sinne des Strafgesetzbuches interpretiert zu werden, der rechtswirksamen Einwilligung des Patienten, wozu einerseits eine entsprechende Aufklärung, orientiert an der Dringlichkeit des Eingriffs, andererseits eine entsprechende Sorgfaltsverpflichtung vorauszusetzen sind. Die HBO stellt ein relativ neues Therapieverfahren dar, das jedoch in einigen europäischen Ländern, so auch in Deutschland, immer mehr Verbreitung findet. Hier haben sich Patientenaufklärung und Sorgfaltspflicht an den besonderen Anforderungen für sog. nichtetablierte Therapieverfahren zu orientieren. Dabei muß im Rahmen der ärztlichen Verantwortung auch geprüft werden, ob nicht ein solches Verfahren anstatt der herkömmlichen Therapie Anwendung findet, zumal der BGH in Entscheidung aus den Jahren 1978 und 1984 die ärztliche Kunst nicht allein an der Üblichkeit eines angewandten Verfahrens mißt, sondern im Hinblick auf das Selbstbestimmungsreicht des Patienten fordert, daß sich die Therapie an der Abwendung von Gesundheitsschäden orientieren müsse.

Grundsätzlich bestehen keine gesetzlich verankerten Regeln für ärztliches Handeln. Damit bleibt dem Arzt ein Beurteilungsspielraum, wobei der Kern einer verantwortlichen Therapiewahl die gewissenhafte Abwägung der Vorteile und Gefahren bei der ins Auge gefaßten Methode in Kenntnis aller ernsthaft in Betracht kommenden anderen Verfahren bildet. Dies gilt um so mehr, je weniger erprobt eine Behandlungsmethode ist bzw. je weniger bekannt die Zusammenhänge zwischen der angewandten Methode und dem gewünschten Therapieerfolg oder den möglichen Nebenwirkungen und Risiken sind. Somit ist gerade im Zusammenhang mit der HBO-Therapie eine besondere Sorgfalt in der Diagnose geboten, so daß sich z. B. für die CO-Intoxikation, nicht dagegen für eine iatrogene Gasembolie ohne akute Lebensbedrohung oder der Gefahr schwerwiegender Gesundheitsbeeinträchtigungen die Frage eines ärztlichen Fehlverhaltens bei nicht angewandter HBO-Therapie stellt.

Springer-Verlag und Umwelt

Als internationaler wissenschaftlicher Verlag sind wir uns unserer besonderen Verpflichtung der Umwelt gegenüber bewußt und beziehen umweltorientierte Grundsätze in Unternehmensentscheidungen mit ein.

Von unseren Geschäftspartnern (Druckereien, Papierfabriken, Verpackungsherstellern usw.) verlangen wir, daß sie sowohl beim Herstellungsprozeß selbst als auch beim Einsatz der zur Verwendung kommenden Materialien ökologische Gesichtspunkte berücksichtigen.

Das für dieses Buch verwendete Papier ist aus chlorfrei bzw. chlorarm hergestelltem Zellstoff gefertigt und im pH-Wert neutral.